健康·家庭·新生活

驾驶员专属！
告别**慢性劳损**的健康手册

U0733756

刘羽佳　　徐建方

编著

人民邮电出版社
北京

图书在版编目（CIP）数据

驾驶员专属！告别慢性劳损的健康手册 / 刘羽佳，
徐建方编著. -- 北京：人民邮电出版社，2025.
ISBN 978-7-115-65297-3

Ⅰ. R641-62

中国国家版本馆 CIP 数据核字第 2024JT8220 号

免 责 声 明

内 容 提 要

　　由于长期长时间保持驾驶姿势，大多数驾驶员深受圆肩驼背、骨盆前倾、手臂酸痛、腰背疼痛等慢性劳损问题的困扰。本书针对驾驶员不同身体部位常见的慢性劳损问题，分析了其形成原因，讲解了其主要症状，并提供了针对性的运动指导。此外，本书针对运动指导中涉及的锻炼动作，就其动作步骤、锻炼益处、注意事项和易出现错误进行了详细讲解。本书适合驾驶员阅读，对于经常久坐、缺乏运动的办公室人群也具有参考价值。

◆　编　著　刘羽佳　徐建方
　　责任编辑　刘　蕊
　　责任印制　彭志环
◆　人民邮电出版社出版发行　　　　　　　北京市丰台区成寿寺路 11 号
　　邮编　100164　电子邮件　315@ptpress.com.cn
　　网址　https://www.ptpress.com.cn
　　北京盛通印刷股份有限公司印刷
◆　开本：787×1092　1/32
　　印张：6　　　　　　　　　　　　　　2025 年 5 月第 1 版
　　字数：253 千字　　　　　　　　　　2025 年 5 月北京第 1 次印刷

定价：42.00 元

读者服务热线：(010)81055296　印装质量热线：(010)81055316
反盗版热线：(010)81055315

目录 CONTENTS

第 1 章

肩颈不适 ·················1

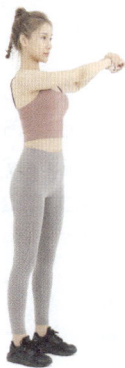

第 2 章

手臂、肘部、腕部不适 ················15

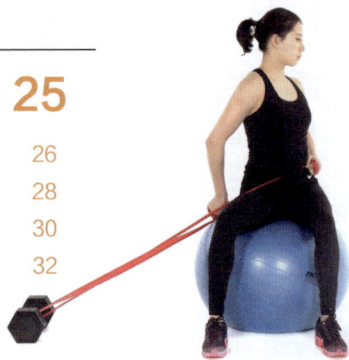

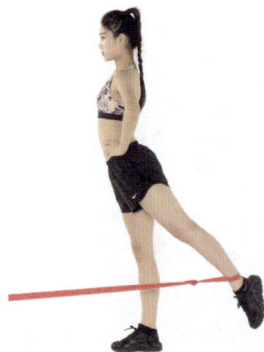

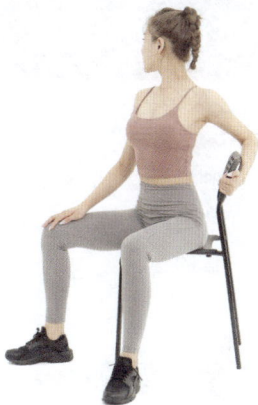

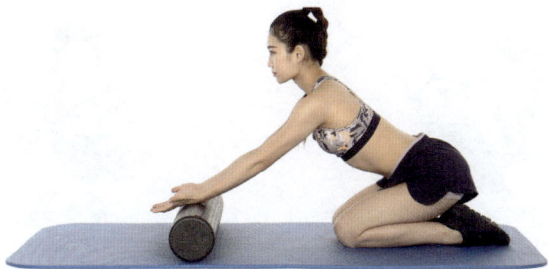

工作姿势图鉴

开车

驾驶员需要长时间维持坐姿工作，正确的坐姿不仅能减少久坐带来的疲惫，还能维持驾驶员的身体健康，避免多种因工作带来的病痛的侵扰。

❌ 错误姿势

弯腰驼背，头部离方向盘太近。

单手握紧方向盘，或双手紧抱方向盘。

颈部肌肉产生代偿

膝关节距离仪表盘过近。

腰部肌肉产生代偿

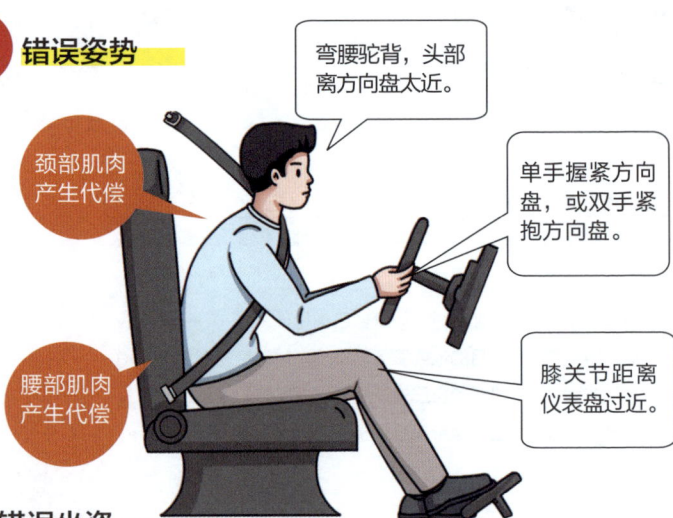

其他错误坐姿

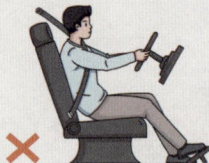

❌ "躺着"开车，身体距离方向盘太远

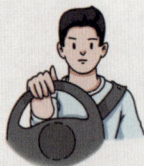

❌ 单手开车

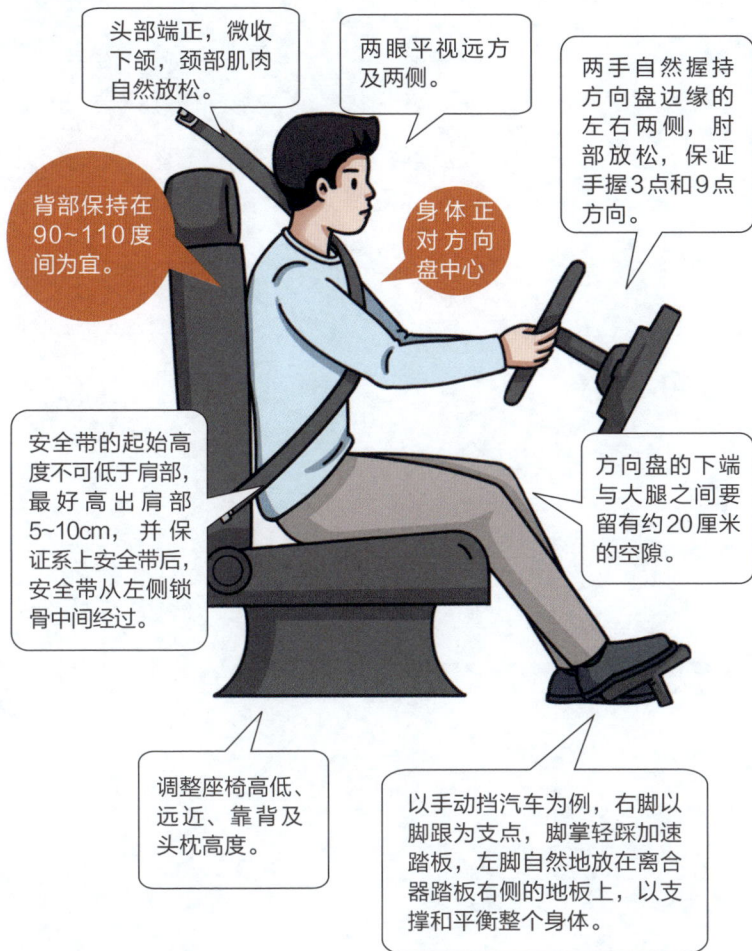

✓ **正确姿势**

头部端正，微收下颌，颈部肌肉自然放松。

两眼平视远方及两侧。

两手自然握持方向盘边缘的左右两侧，肘部放松，保证手握3点和9点方向。

背部保持在90~110度间为宜。

身体正对方向盘中心

安全带的起始高度不可低于肩部，最好高出肩部5~10cm，并保证系上安全带后，安全带从左侧锁骨中间经过。

方向盘的下端与大腿之间要留有约20厘米的空隙。

调整座椅高低、远近、靠背及头枕高度。

以手动挡汽车为例，右脚以脚跟为支点，脚掌轻踩加速踏板，左脚自然地放在离合器踏板右侧的地板上，以支撑和平衡整个身体。

第 1 章

肩颈不适

肩颈问题几乎是驾驶员中的一种通病。了解肩颈痛的原因，是进行自我保健的关键。

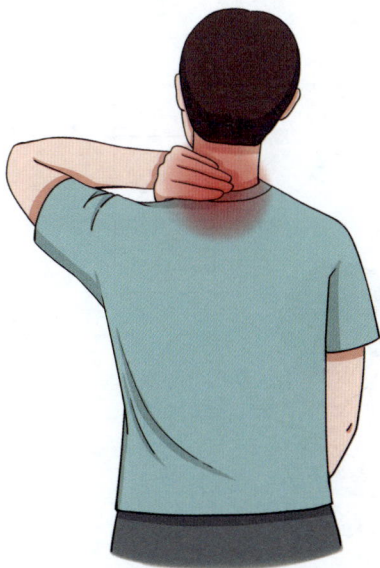

颈椎间盘突出

自我诊断检查

- 形态：部分患者由于颈背部肌肉痉挛和紧张引起肌强直，部分患者会出现轻度颈椎侧弯，从而使对侧椎间孔变大，减少神经根受到的压迫。

- 触诊：第7颈椎棘突时，部分患者会出现棘突压痛及脊柱两侧有条索状硬结和压痛。

- 活动度：患者做颈椎的前屈、后伸、左右旋转及侧屈时，可能会伴随活动受限。

- 部分患者做颈椎的后伸和侧屈时，出现上肢和手部放射性麻木症状。

相关示意图

颈椎间盘突出

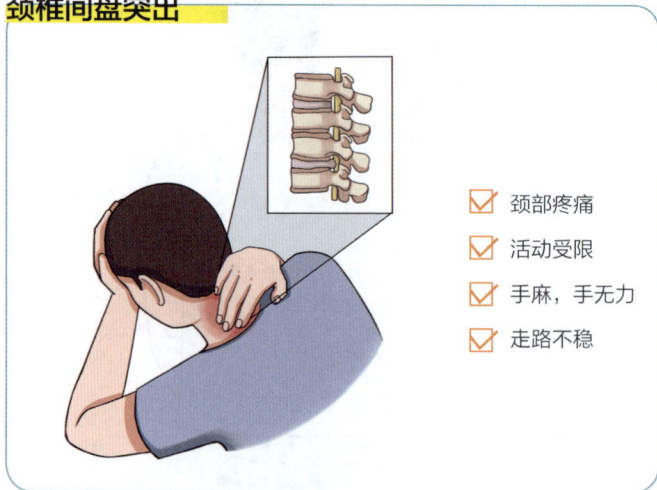

☑ 颈部疼痛

☑ 活动受限

☑ 手麻，手无力

☑ 走路不稳

问题解说

● 颈椎间盘突出是由于颈椎间盘的髓核、纤维环等发生不同程度的退行性病变，或者遭受外力，导致椎间盘纤维环破裂，髓核组织从破裂之处突出或脱出，造成相邻的组织如脊神经根和脊髓受压的临床综合征。

运动指导

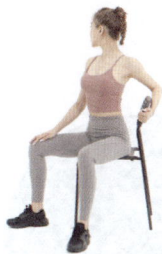

左右旋转
p56

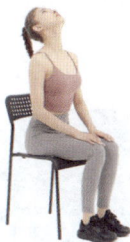

颈部屈伸
p57

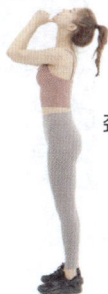

颈前肌群拉伸
p58

颈椎生理曲度变直

自我诊断检查

- 颈部疼痛和颈部活动受限明显。
- 颈椎前屈小于20度，侧屈困难，后仰小于20度。
- X片显示颈椎生理曲度变直。

相关示意图

曲度正常

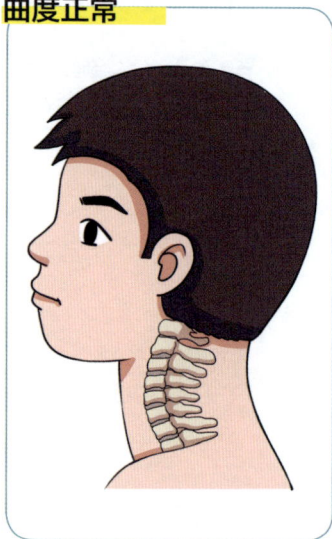

曲度变直

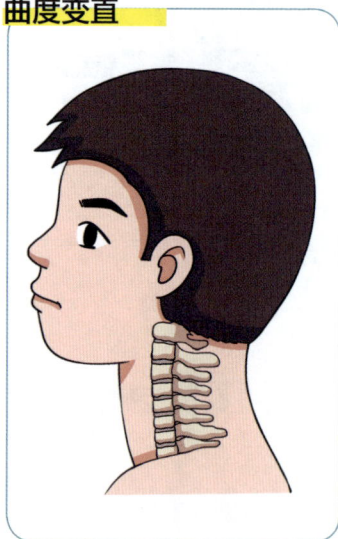

问题解说

● 颈椎生理曲度的异常，会引起颈椎局部肌张力增高，从而引起颈部局部压痛，颈椎活动受限，如果不注意的话，很有可能会压迫到神经和血管，产生一系列其他严重的临床症状。

运动指导

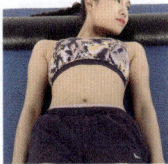
颈部侧转放松
p60

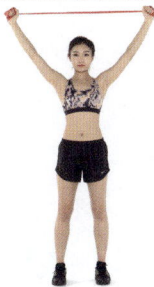
肩胛Y字激活
p84

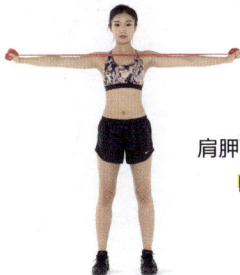
肩胛T字激活
p86

颈部肌肉痉挛

自我诊断检查

- 触摸颈部肌肉时出现肌紧张或条索状。
- 颈部肌肉间断或持续不自主地收缩。
- 颈部出现姿势异常、头颈部歪斜。

相关示意图

颈部肌肉痉挛

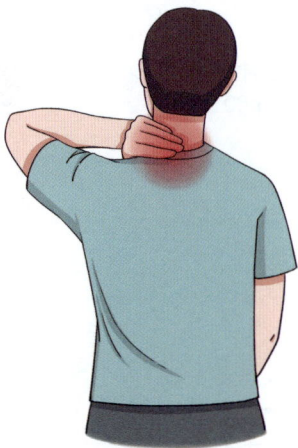

☑ 肌肉紧张　　☑ 不自主地收缩　　☑ 头颈部姿势异常

问题解说

● 颈部肌肉痉挛是颈部肌肉无意识地收紧。颈部肌肉痉挛可能会突然出现并在完成特定活动后逐渐加重。一般来说，中年人比年轻人更容易出现颈部肌肉痉挛。

运动指导

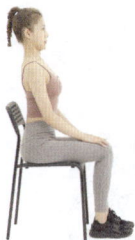

颈后肌群拉伸
p59

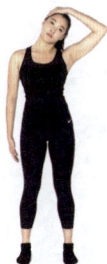

颈侧肌群拉伸
p61

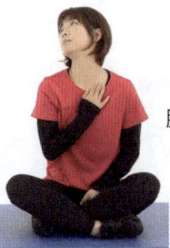

胸锁乳突肌拉伸
p71

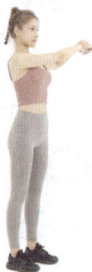

三角肌拉伸
p63

肩周炎（五十肩）

自我诊断检查

● 肩关节主动、被动活动受限。

● 伴有夜间痛明显的剧烈疼痛，严重影响患者日常生活和睡眠。

● 部分患者因长期受肩周炎的影响，产生焦虑、抑郁的情绪。

● 肩部肌肉萎缩，出现肩关节前、后、外侧均有压痛，外展功能受限明显，出现典型的"抗肩"现象。

相关示意图

肩周炎

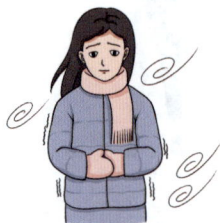

肩部怕冷

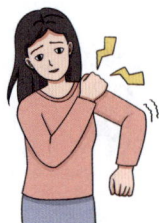

明显压痛

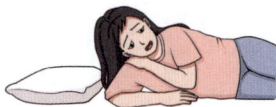

活动受限

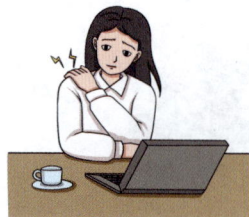

肩膀疼痛

问题解说

● 肩周炎一般由于长期工作慢性劳损，外伤筋骨，感受风寒湿邪导致。多发年龄在50岁左右，女性发病率高于男性，右肩多于左肩，常因天气变化及过度劳累而诱发，出现肩关节活动功能障碍。X线检查多为阴性，病程久者有可能出现骨质疏松症状，需及时就医。

运动指导

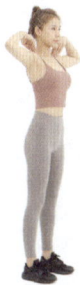

肩部绕环
p62

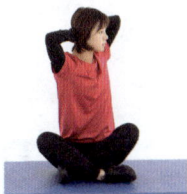

坐姿胸椎旋转
p65

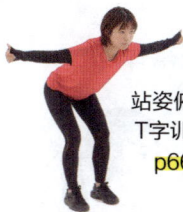

站姿俯身
T字训练
p66

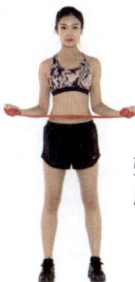

弹力带
肩外旋
p64

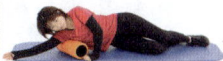

泡沫轴滚压肩关节
后侧训练
p68

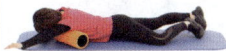

泡沫轴滚压肩关节
前侧训练
p69

圆肩驼背

自我诊断检查

- 站立位时，目测耳朵不在肩关节正上方。
- 双肩放松，双手自然下垂，手中持笔，进行跳跃和多次旋转手臂，重复多次后，观察手中笔的朝向是否平行，如若平行于身体则认为圆肩驼背的可能性较大。

相关示意图

正常体态

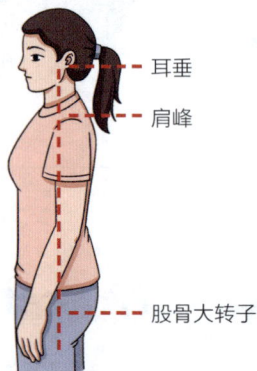

耳垂
肩峰
股骨大转子

圆肩驼背

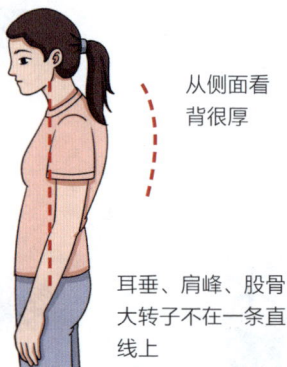

从侧面看
背很厚

耳垂、肩峰、股骨大转子不在一条直线上

问题解说

● 肩胛骨过度前移，肱骨内旋，胸椎屈曲，整个肩关节呈现半圆状，身体长期处于低头含胸的姿态，导致前后侧肌肉不均衡。

运动指导

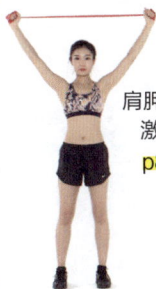
肩胛Y字激活 **p84**

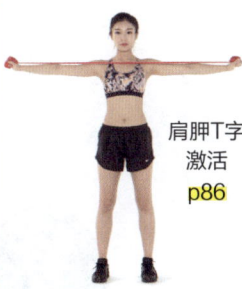
肩胛T字激活 **p86**

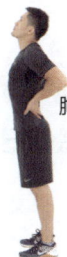
胸横肌拉伸 **p88**

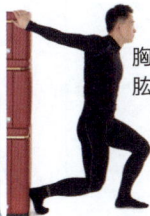
胸小肌、肱二头肌拉伸 **p90**

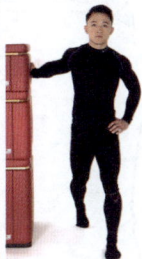
辅助胸肌拉伸 **p92**

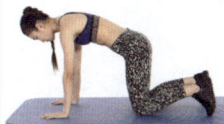
前锯肌激活 **p94**

高低肩

自我诊断检查

- 高低肩，自照镜子检查：脱去上衣，放松双肩，自然站立，并观察镜子中自己的肩膀是否存在一高一低的现象。若发现肩膀不在同一水平线上，可能存在高低肩。

- 高低肩，他人协助观察：同样脱去上衣，放松双肩，自然站立，他人在背后观察其双肩的肩胛下角是否存在一高一低的现象。若发现双肩的肩胛下角不在同一水平线上，可能存在高低肩。

相关示意图

高低肩

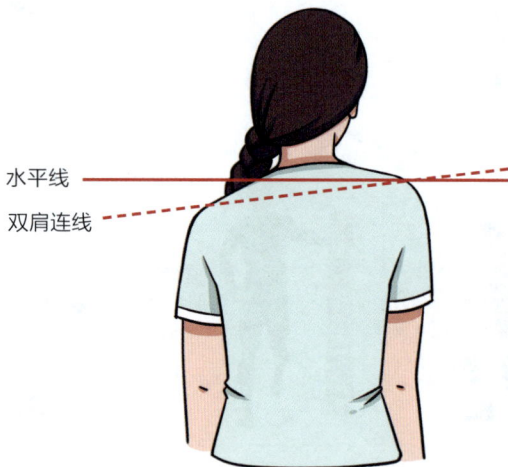

水平线

双肩连线

问题解说

● 根据解剖学原理，高低肩体态是一侧的斜方肌上束及肩胛提肌相较于对侧紧张、菱形肌中下斜方肌薄弱，导致肩胛骨的上提，最终造成肩部高低不齐的表现。

运动指导

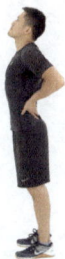

胸横肌拉伸
p88

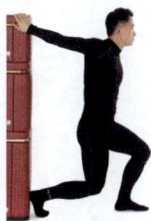

胸小肌、肱二头肌拉伸
p90

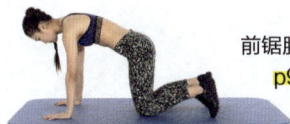

前锯肌激活
p94

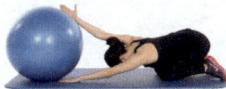

俯卧背阔肌拉伸
p96

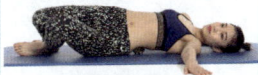

腰方肌放松
p111

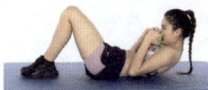

哑铃卷腹
p112

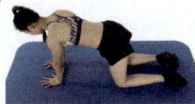

肩关节激活
p67

第 2 章

手臂、肘部、腕部不适

手臂、肘部、腕部不适在驾驶员中普遍存在，这是由驾驶员工作特点决定的。找到手臂、肘部、腕部不适的原因，是驾驶员进行自我保健的关键。

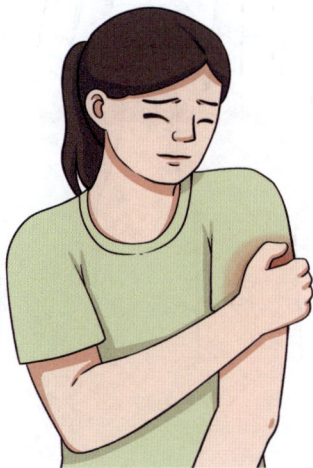

手臂振动病

自我诊断检查

● 手臂振动病的初期表现为手麻、手胀、手痛、手多汗和手无力等症状，进而发展为振动性白指，更为严重的会出现手指坏疽等现象，严重的手臂振动病会影响患者的正常生活，甚至使患者丧失劳动能力。

相关示意图

手臂振动病

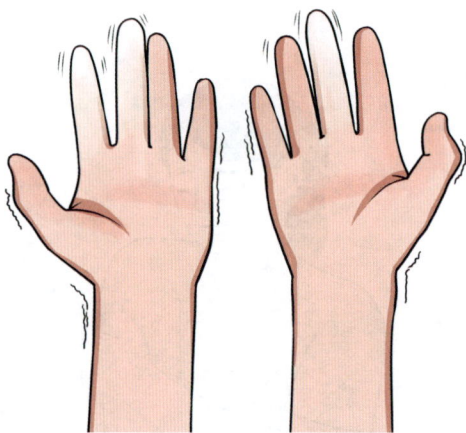

☑ 手麻　☑ 手胀　☑ 手无力　☑ 手痛　☑ 振动性白指

问题解说

- 手臂振动病指的是长期工作在手臂振动环境中，以手部末梢血液循环及/或手部神经功能异常为主要表现，可导致手臂骨关节、肌肉损伤的病症。

运动指导

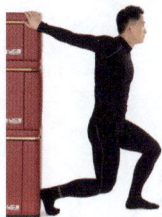

胸小肌、肱二头肌拉伸
p90

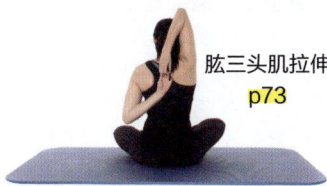

肱三头肌拉伸
p73

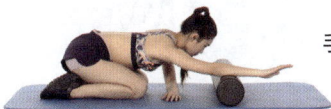

手腕屈肌群放松
p74

肘管综合征

● 在肘管部位卡压尺神经时，会感到尺侧手指疼痛、麻木和无力。如果得不到及时的处理，就会造成不可逆的尺神经损伤，从而造成手部功能的丧失。

相关示意图

肘管综合征

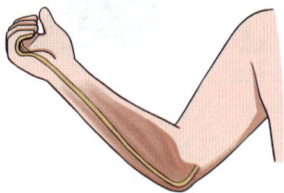

☑ 尺神经受损

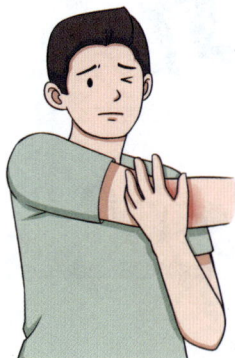

问题解说

● 肘管综合征是指各种原因造成的肘管部尺神经卡压，以手尺侧疼痛、麻木和进行性肌肉萎缩无力为主要表现的一种临床综合征。肘管综合征是继腕管综合征之后，最常见的外周神经疾病。

运动指导

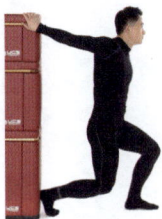

胸小肌、肱二头肌拉伸
p90

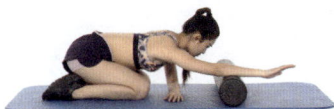

手腕屈肌群放松
p74

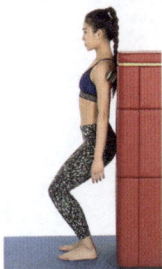

肱三头肌放松
p76

网球肘

自我诊断检查

- 有前臂伸肌的慢性牵拉损伤史。

- 肘外侧痛，可牵扯肘两侧或前臂疼痛；前臂旋前或旋后时疼痛加重，严重时可由于疼痛出现短暂"失力"现象。

- 桡侧腕伸肌起点处（或肘外侧）存在压痛。

- 患者伸肘并将前臂旋前，检查者将患者腕关节屈曲时，若肱骨外上髁处出现疼痛则为阳性。

- 肘部X线片显示正常。

相关示意图

网球肘

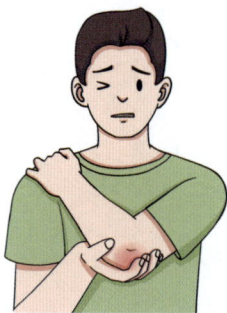

☑ 肘外侧酸痛　　☑ 活动受限

问题解说

● 肱骨外上髁炎，也就是通常所说的"网球肘"，是造成肘部疼痛的主要病因，是一种持续小于 3 个月的急性病或难以治愈的慢性病。局部的肌腱病变、痛觉改变，以及运动肌肉功能性损伤引起肱骨外上髁部局域性疼痛，导致伸腕和前臂旋前运动功能受限。

运动指导

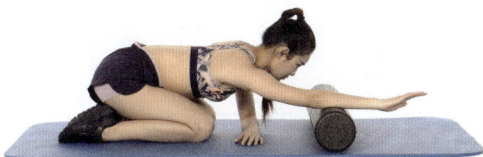

手腕屈肌群放松
p74

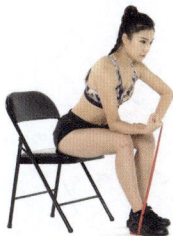

弹力带-腕关节抗阻运动
p78

手臂酸痛

自我诊断检查

- 手臂部位神经、肌肉、关节出现疼痛、酸胀、无力等症状。
- 休息或拉伸放松后可轻度缓解症状，一旦过度疲劳后又出现此症状，病情反复。
- 颈部不适，有颈椎病或颈椎间盘突出等疾病。
- 近期肌肉过度疲劳或受凉。
- 过度使用手腕。
- 有手臂受伤或损伤的既往病史。
- 肩部有损伤或过劳。

相关示意图

手臂酸痛

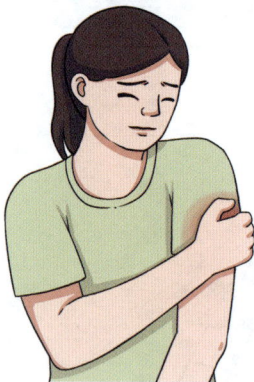

问题解说

● 手臂酸痛比较常见的症状是手指麻木、前臂疼痛或者酸胀等。同时出现手臂酸痛、肩背部不适、腕部疼痛两种或两种以上症状时，建议及时就医，对手部、上臂、前臂及肩颈部等部位进行针极肌电图检测。

运动指导

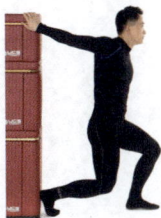

胸小肌、肱二头肌拉伸
p90

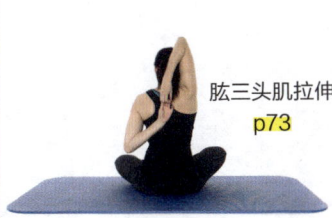

肱三头肌拉伸
p73

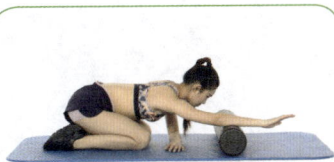

手腕屈肌群放松
p74

第 3 章

腰背不适

驾驶员长期以坐姿工作，很容易引起躯干及腰背不适。找到躯干、腰背不适的原因，是驾驶员进行自我保健的关键。

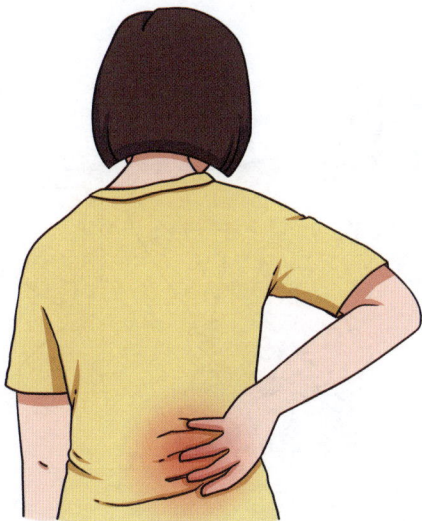

腰椎间盘突出

自我诊断检查

- 腰部出现不适、疼痛、活动功能受限等情况。

- 在劳累后会出现上述症状加重的情况，严重时会伴随下肢麻木、脚痛等表现。

- 腰疼，并沿着坐骨神经（即站立位时臀部外侧凹陷处向下，贯穿臀部、大腿后侧、小腿后侧）的走向，出现放射性疼痛。

相关示意图

腰椎间盘突出

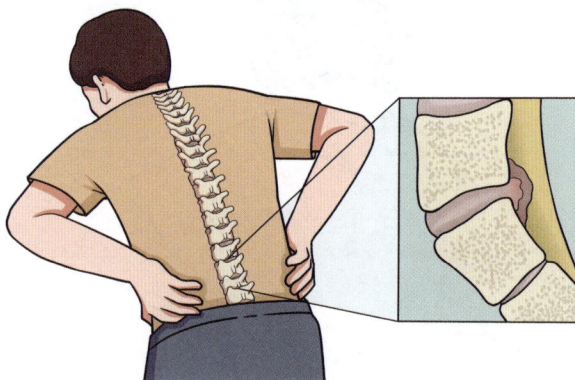

问题解说

● 腰椎间盘突出是一种常见的外科疾病，是受到外力或者是自身的退行性疾病而导致的。当纤维环破裂，髓核被破坏时，其周围的神经根、脊髓及其他组织就会产生挤压和刺激，导致临床上常见的腰痛，严重患者可能伴随下肢麻木，脚痛等临床表现。临床表现严重者建议及时就医。

运动指导

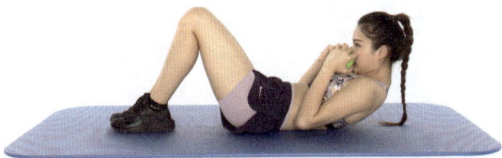

哑铃卷腹
p112

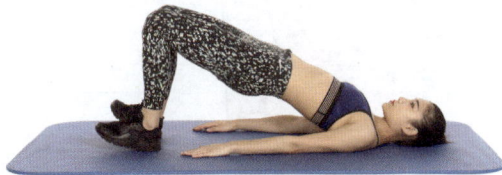

臀桥练习
p132

背部疼痛

自我诊断检查

- 触诊背部肌肉有明显紧张或条索状肌肉，且伴随疼痛表现，脊柱畸形，脊柱周围有按压痛。
- 慢性腰背疼痛患者，休息后可缓解，劳动或疲劳后明显加重，疼痛表现反复。
- 胸背部疼痛患者出现咳嗽等症状表现需就诊呼吸内科门诊。
- 如有骨折等情况导致的急性背部疼痛，无法正常活动需到骨科急诊或外科就诊。

相关示意图

背部疼痛

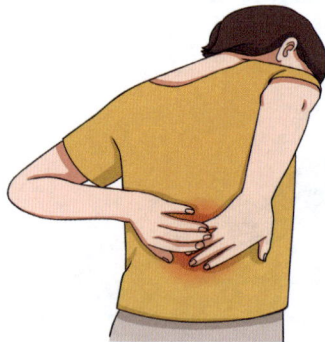

问题解说

● 背部疼痛可单独发生，也可伴随其他不适症状一起发生。引起背部疼痛的原因较为复杂，背部疼痛有可能是不良坐姿导致的，也可能是邻近的组织病变导致的，如胸椎小关节错位、肌肉拉伤、脊柱后凸、非典型心绞痛、慢性肌筋膜炎等。

运动指导

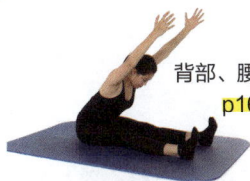
背部、腰部拉伸
p163

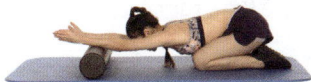
背部肌群拉伸
p98

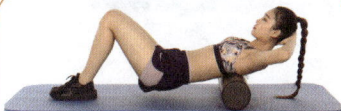
背部肌群放松
p100

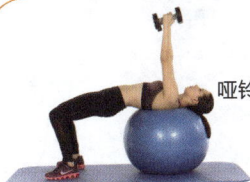
哑铃飞鸟练习
p102

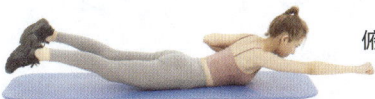
俯卧背起练习
p114

脊柱侧弯

自我诊断检查

- 站立于双镜子之间，镜间距为1~2米，观察镜中脊柱曲线是否有异常或侧向弯曲。

- 站立位时，是否出现双肩不等高、胸廓不对称，日常驾驶或办公状态下是否伴随呼吸不畅。

- 患者可找寻家人或亲属配合，从上到下画出每节脊柱棘突曲线，观察此曲线是否有异常或侧向弯曲。

相关示意图

脊柱侧弯

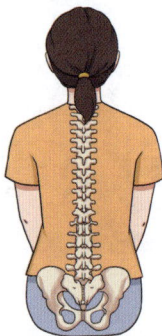

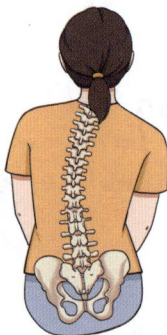

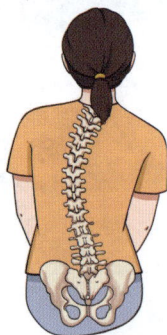

正常脊柱　　　　　C型脊柱侧弯　　　　　S型脊柱侧弯

问题解说

● 如果脊柱结构发生了异常，一定会影响到周围神经组织，轻则表现为肢体酸麻，重则出现内脏器官机能障碍或引起其他慢性疾病。脊柱侧弯是脊柱结构畸形的重要体现。如患者出现脊柱侧弯则表明脊柱有一定程度的侧倾和旋转变形。

运动指导

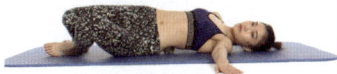

腰方肌放松
p111

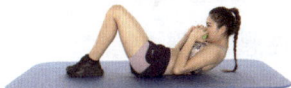

哑铃卷腹
p112

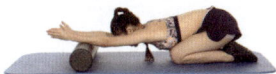

背部肌群拉伸
p98

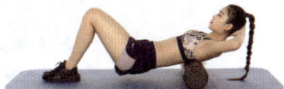

背部肌群放松
p100

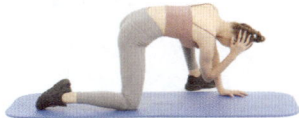

胸椎旋转练习
p104

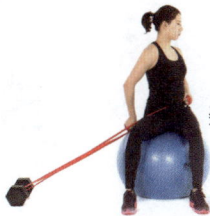

弹力带-坐姿划船练习
p116

慢性腰肌劳损

自我诊断检查

- 慢性腰肌劳损的疼痛部位集中在腰带位置，疼痛主要在弯腰或活动后加重，休息之后，这种症状会有所减轻。
- 偶尔出现压迫痛，有时候还会出现局部肌肉紧张、僵硬的症状，疼痛的范围一般很大，甚至会波及臀部。

相关示意图

慢性腰肌劳损

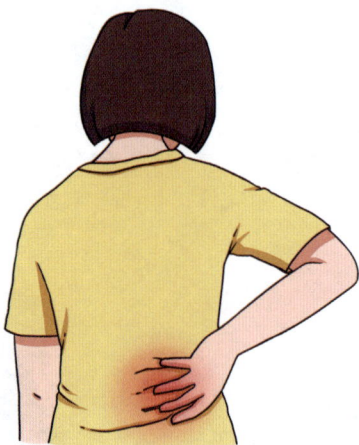

☑ 疼痛

☑ 腰部活动受限

问题解说

● 慢性腰肌劳损，又被称为腰背肌筋膜炎、功能性腰痛，是各种急慢性腰部受损所引起的腰部软组织疾病的总称，具体指腰骶部肌肉、筋膜、韧带等软组织局部炎性渗出而产生无菌性炎症，从而造成局部的腰背部疼痛。

运动指导

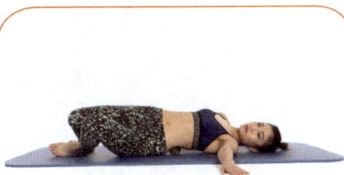

腰方肌放松
p111

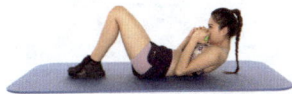

哑铃卷腹
p112

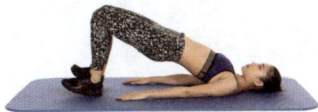

臀桥练习
p132

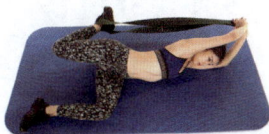

髂腰肌拉伸
p133

髋关节、骨盆、臀部、下肢不适

驾驶员长期以坐姿工作，很容易引起髋部周围和下肢的不适。找到髋部周围和下肢不适的原因，是驾驶员进行自我保健的关键。

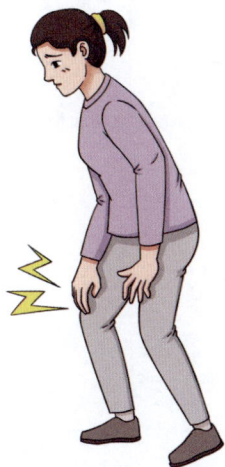

骨盆前倾

自我诊断检查

- 观察法：观察站立位患者腹部和臀部，骨盆前倾者的腹部明显向前凸出，而臀部明显向后凸出。
- 靠墙站立：患者靠墙站立时，双肩和臀部紧贴墙面，观察腰部与墙壁的距离，如果距离大于10厘米，腹部明显向前凸出者则认为患有骨盆前倾。

相关示意图

正常骨盆

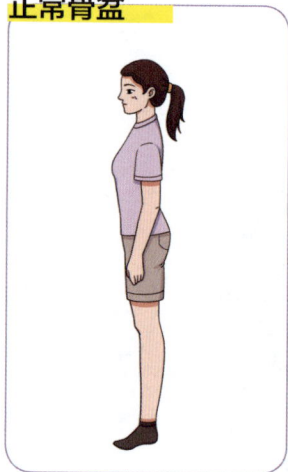

骨盆前倾

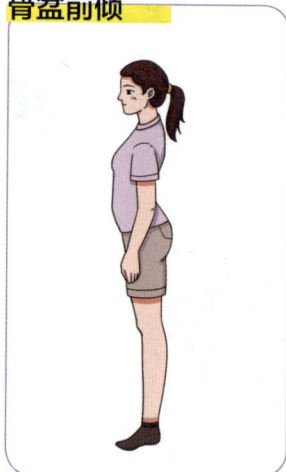

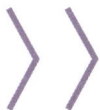

问题解说 ▶

● 骨盆前倾是指骨盆位置向前倾斜到一定角度时会出现的一种现象，它最明显的症状就是臀部后凸、腹部前凸、腰椎生理曲度加大。由于站姿、坐姿不当的肥胖患者常出现此症状，骨盆前倾的影响常在其不严重时不易察觉，对人体力学结构产生影响后才被重视。

运动指导 ▶

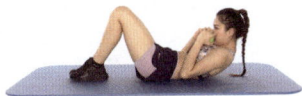

哑铃卷腹
p112

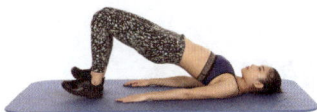

臀桥练习
p132

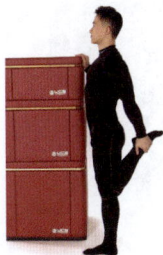

辅助屈髋肌群
拉伸
p135

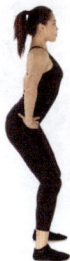

骨盆前后倾练习
p118

第 **4** 章 髋关节、骨盆、臀部、下肢不适

37

慢性前列腺炎

自我诊断检查

- 有尿频、尿急、尿痛、尿道灼热、尿余沥，或晨起排尿、尿末或排便时，从尿道溢出白色分泌物。

- 有头晕、耳鸣、失眠多梦、焦虑抑郁等症状，甚至出现阳痿、早泄、遗精等现象。

- 有以前列腺为中心辐射周围组织的疼痛，常见于阴囊、小腹、会阴、腰骶、股内侧等部位发生疼痛、坠胀或不适感。

相关示意图

正常前列腺

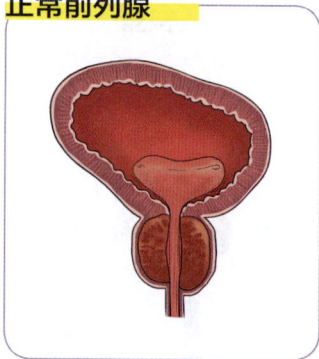

发炎的前列腺

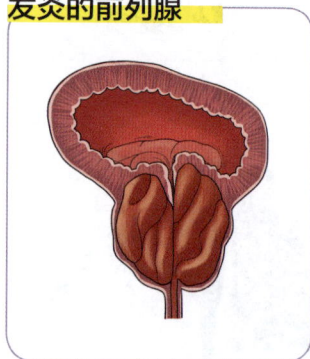

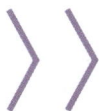

问题解说 ▶

- 由于驾驶员长时间久坐，运动量缺乏，会影响到局部血液循环，容易对前列腺产生压迫，造成充血、水肿等症状，从而导致病原体感染，诱导慢性前列腺炎的发生。慢性前列腺炎会导致排尿不畅和性功能障碍，严重影响病人的身体健康和生活质量。慢性前列腺炎在青壮年男性中比较常见，目前其致病机理尚不明确。

运动指导 ▶

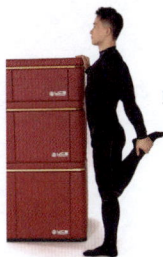

辅助屈髋肌群拉伸 p135

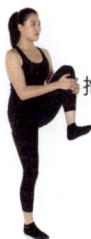

抱膝臀肌拉伸 p137

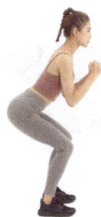

缓冲蹲起练习 p165

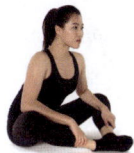

大腿内收肌群拉伸 p148

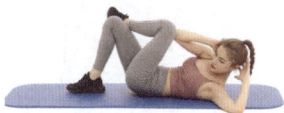

肘碰膝卷腹练习 p122

坐骨神经痛

自我诊断检查

- 腰椎间盘突出导致的坐骨神经痛占整体患病的90%以上，患者可能会出现感觉异常、下肢麻木、肌力减退、腰椎前屈等活动受限、步态畸形和单侧椎旁肌痉挛等症状。

- 经常出现腰背部、臀部、大腿、小腿、足踝部的放射性疼痛，伴有麻木肿胀等。

- 在持续疼痛的基础上，夜间疼痛明显，当咳嗽、打喷嚏、用力排便时疼痛加剧。

相关示意图

坐骨神经痛

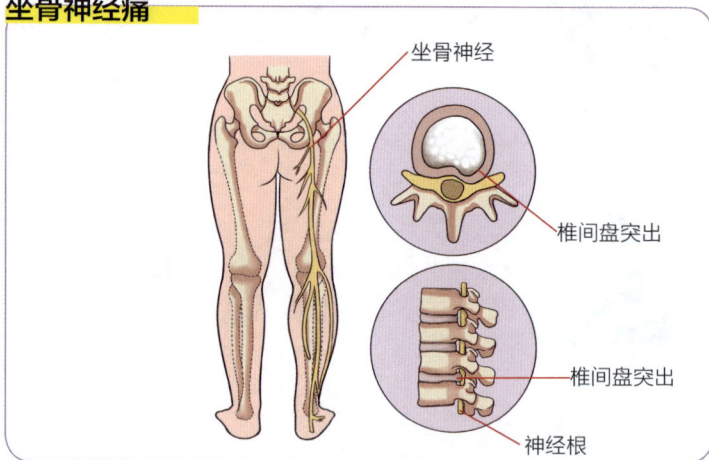

坐骨神经
椎间盘突出
椎间盘突出
神经根

问题解说

● 坐骨神经痛是临床上常见的一种神经病理性疼痛，坐骨神经痛分布区及神经路线包括腰、臀、大腿后侧、小腿后外侧及足外侧。以腰骶部、腿部疼痛为主要特征，这种疼痛可向膝下放射，辐射到足部、脚趾等部位，常因咳嗽、打喷嚏等原因加重，部分患者会出现夜间疼痛明显。牙龈发炎、扁桃体发炎等炎症物质经血液运输到坐骨神经处可能导致坐骨神经痛；久坐引发腰椎间盘突出、腰椎管狭窄，导致坐骨神经周围组织病变，刺激压迫坐骨神经，也会出现局部疼痛。当患者出现下肢明显区域性疼痛、行走或改变体位疼痛加剧或夜间疼痛明显加重时，建议及时就医。

运动指导

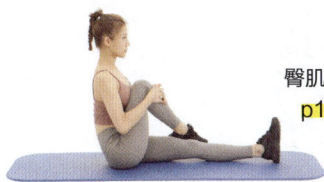

臀肌放松
p138

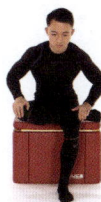

"4"字形臀肌拉伸
p146

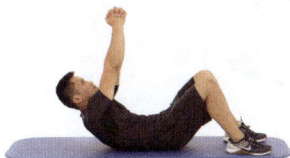

卷腹练习
p124

下肢肌肉酸痛

自我诊断检查

- 因久坐久站或过度劳累引起的下肢肌肉酸痛，在放松拉伸、按摩、休息后会好转。

- 如因其他原因引起的下肢肌肉酸痛则不会缓解或缓解程度较轻，建议及时就医。

相关示意图

下肢肌肉酸痛

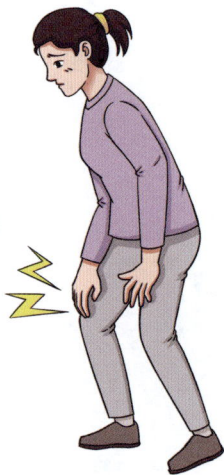

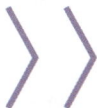

问题解说

● 下肢肌肉酸痛可能是久坐久站或下肢过度负重引起乳酸堆积导致的，也可能是缺钙或下肢静脉血栓等因素导致的，其症状为下肢肌肉的酸胀、疲劳。

运动指导

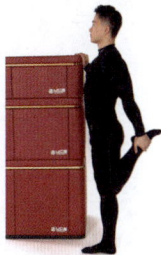

辅助屈髋
肌群拉伸
p135

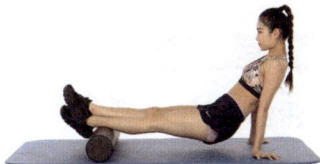

泡沫轴小腿三头肌放松
p140

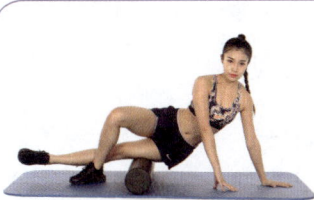

泡沫轴髂胫束放松
p142

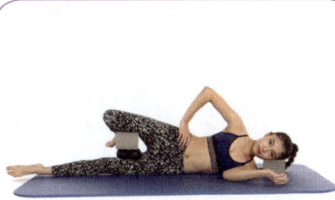

筋膜球下肢内收肌群放松
p144

骨盆侧倾

自我诊断检查

- 人体自然放松呈仰卧位时，观察双脚脚掌外翻角度，正常60度为标准，如脚掌出现过度外翻或内翻等情况均表明存在骨盆侧倾。

- 站立位时，出现高低肩、长短腿、左右双侧臀部肌肉大小不均等情况均表明存在骨盆侧倾。

相关示意图

骨盆侧倾

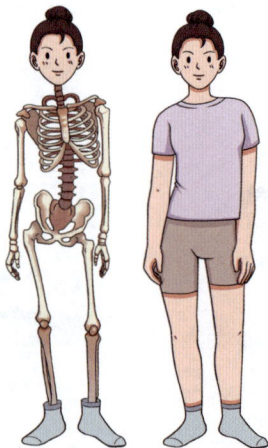

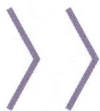

问题解说

● 骨盆侧倾是一种比较常见的现象，引起骨盆侧倾的原因有生理性原因和病理性原因两种。生理性原因是在日常生活中不当的身体姿势，如跷二郎腿、走路姿势不正确等。病理性原因指的是腰部扭伤或髋关节病变的患者，由于受伤后局部肌肉痉挛、疼痛，患者采取肌肉代偿的方式保护受伤部位，使疼痛得到缓解，就易发生骨盆倾斜。

运动指导

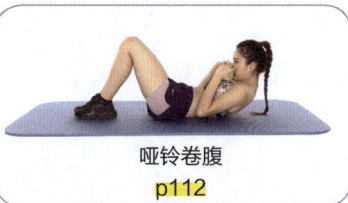

哑铃卷腹
p112

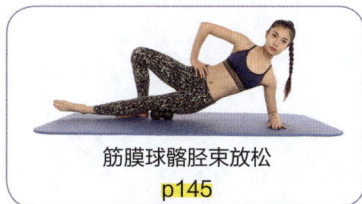

筋膜球髂胫束放松
p145

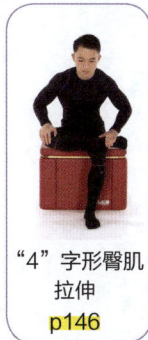

"4"字形臀肌拉伸
p146

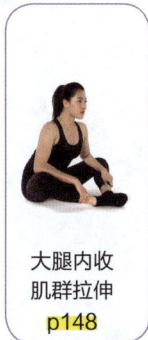

大腿内收肌群拉伸
p148

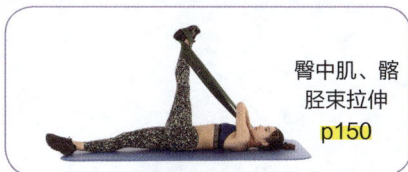

臀中肌、髂胫束拉伸
p150

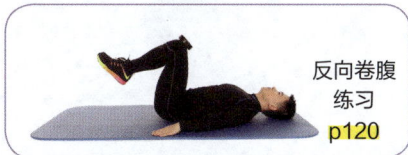

反向卷腹练习
p120

第 5 章

身体其他不适

伴随驾驶员的其他身体不适有很多种，其中主要有脂肪肝、便秘、路怒症、高血压、肥胖等。了解这些身体不适形成的原因，是进行自我保健的关键。

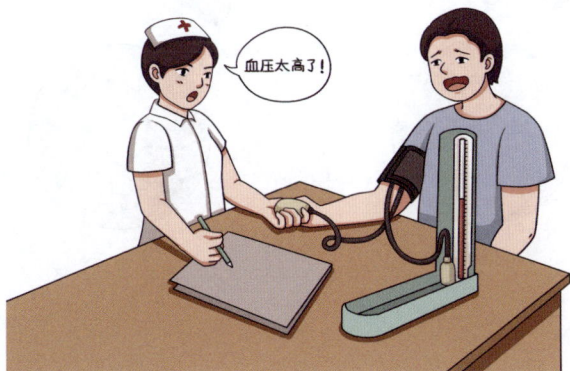

脂肪肝

自我诊断检查

● 轻度脂肪肝通常没有症状，或轻微出现食欲不振、乏力、右上腹不适等症状。若怀疑患有脂肪肝，建议去医院进行肝脏超声检查、肝脏弹性检测、核磁共振、肝功能检测等，进行确诊。

相关示意图

健康肝脏

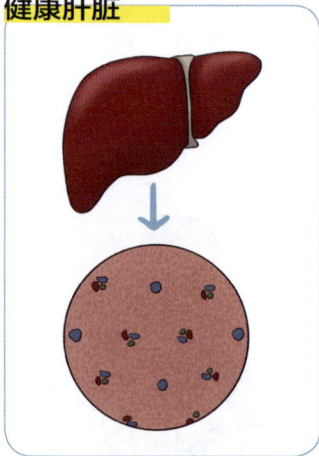

脂肪肝

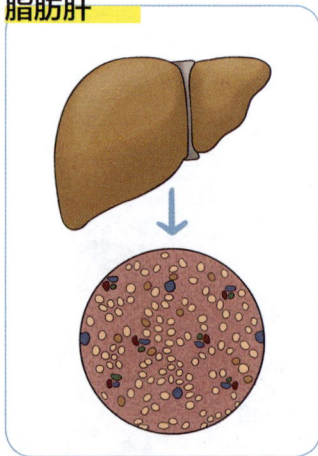

问题解说 ▶

- 脂肪肝是一种常见的营养代谢性疾病，能影响机体代谢并可能诱导全身发生炎症反应，主要由脂肪在肝脏内过度堆积而成，从而引起一系列的并发症和组织病变。研究表明，男性驾驶员患脂肪肝的风险要远高于女性驾驶员，同时脂肪肝是检出率最高的男性慢性疾病。其发病机制较为复杂，涉及多种危险因素，如高血压、高血糖、糖尿病、血脂异常等，其中肥胖是脂肪肝发生的重要危险因素。目前没有明确的药物治疗可以改善肝脂肪变性、肝脏炎症和其纤维化，因此通过运动降低体重来预防或改善脂肪肝显得尤为重要。

- 科学家们已证明运动强度在55%~72%VO$_2$max（最大摄氧量），才能减少肝脏脂肪过度堆积，脂肪氧化率会达到最高值。

运动指导 ▶

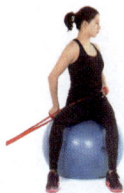

| 弹力带–坐姿划船练习 p116 | 卷腹练习 p124 | 蹲起练习 p167 | 前后跳跃练习 p168 | 跳绳练习 p169 |

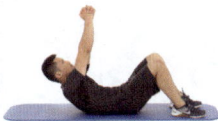

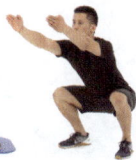

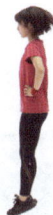

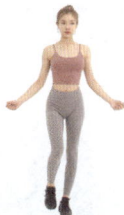

便秘

自我诊断检查

- 若感觉大便干燥、便意频发但排便不畅、便量较少等，则表明存在便秘的情况。

相关示意图

便秘

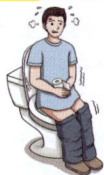

问题解说

- 便秘可能是由于长期久坐、局部血液循环不佳、腹部脂肪堆积、肠胃蠕动功能较弱所导致的肠道传导功能差。以至于出现大便秘结，排便周期延长；或周期不长，但粪质干结，排便困难；或粪质不硬，但便意频繁，排出困难等情况。它既可以是一种独立存在的疾病，也可以是由其他急慢性疾病引发的症状表现。

运动指导

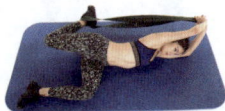

髂腰肌拉伸
p133

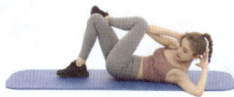

肘碰膝卷腹练习
p122

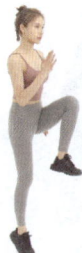

高抬腿
练习
p166

路怒症

自我诊断检查

● 驾驶员在行驶中，如出现借助车辆进行攻击，以及身体攻击、言语攻击等情况时，则表明存在路怒症。

相关示意图

路怒症

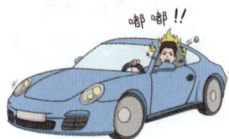

问题解说

● 路怒症指的是在道路交通较为复杂的情况下，驾驶员因为受到外部环境的刺激而口出狂言、做事鲁莽以至于做出不顾后果的冲动行为，也称为攻击性驾驶。路怒症与驾驶员的急躁、紧张、焦虑、犹豫、愤怒等情绪有关，也与驾驶员的心理压力、年龄、驾龄等有关。研究表明，进行适当有氧运动可以有效对抗心理压力，释放紧张情绪，建立有效自我保护机制。

第5章 身体其他不适

运动指导

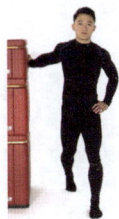

辅助胸肌
拉伸
p92

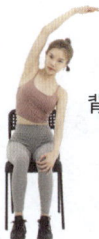

背阔肌拉伸
p106

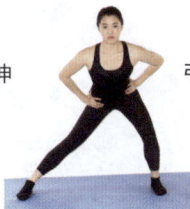

弓步内收肌
群拉伸
p152

高血压

自我诊断检查

● 高血压症状并不明显。如果在未使用降压药物的情况下，有3次血压值均高于正常值，即收缩压（俗称高压）≥140mmHg和/或舒张压（俗称低压）≥90mmHg，且这3次测量不是在同一天进行的，则表明患有高血压。

相关示意图

高血压

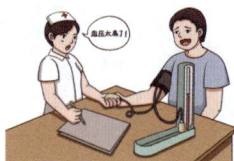

问题解说

● 驾驶员长期处于工作和生活压力大的环境中，其情绪波动也较大，易出现交感神经兴奋，导致肾上腺素水平上升，结合驾驶员久坐少动等不良生活方式，其血液在血管内流动时对管壁造成加大压力，形成高血压。

运动指导

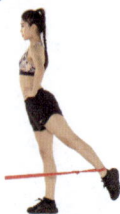
弹力带-站立位抗阻伸髋练习
p154

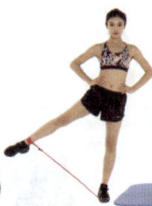
弹力带-站立位抗阻外展练习
p156

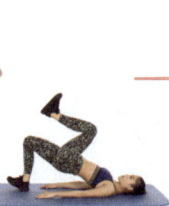
屈髋练习
p158

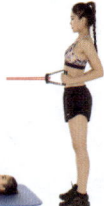
弹力带-站姿后拉练习
p107

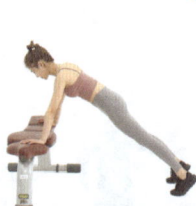
高位俯卧撑练习
p80

肥胖

自我诊断检查

- 我们常用身体质量指数（Body Mass Index，BMI）来判断肥胖与否，计算方式是：BMI=体重（kg）/身高^2（m^2）。世界卫生组织（WHO）将成年人BMI ≥ 24定义为超重，BMI ≥ 28定义为肥胖。

相关示意图

肥胖

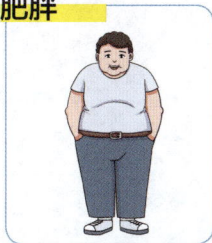

问题解说

- 肥胖是一种由多因素引起的常见慢性代谢性疾病。机体摄入能量多于消耗能量，导致体内脂肪积聚过多，使体重超过标准体重，引发代谢、内分泌、心血管和肾脏的一连串变化。肥胖已成为一个主要的健康问题。

运动指导

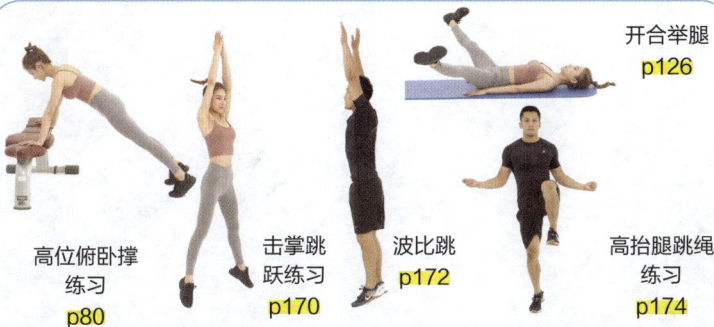

高位俯卧撑
练习
p80

击掌跳
跃练习
p170

波比跳
p172

开合举腿
p126

高抬腿跳绳
练习
p174

第5章 身体其他不适

改善练习

本章内容是针对驾驶员容易出现的健康状况而给出的改善性的练习动作。科学地、有针对性地进行改善练习，可帮助驾驶员减轻甚至摆脱多种身体不适症状，收获健康的身体，取得更好的生活体验。

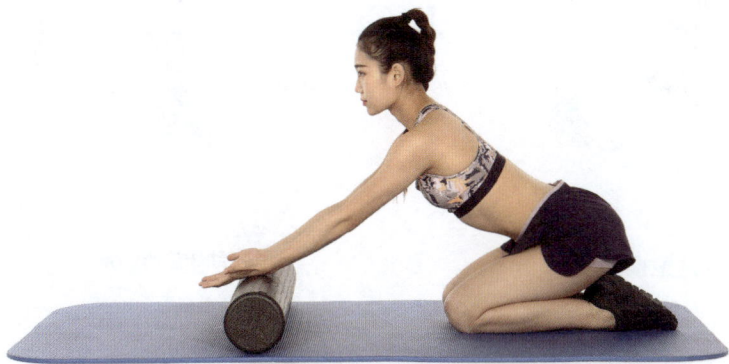

左右旋转

1 》 斜坐在椅子上，身体冠状面与椅子靠背呈45度，靠近椅背一侧的手扶椅背，对侧手放在对侧腿上，双腿自然分开，双脚平放在地面，头部面向躯干正前方。

2 》 保持背部挺直，头部向远离椅背的一侧旋转90度或直至颈部肌肉感受到舒适程度的牵拉感，保持姿势至规定时间。回到起始姿势，换另一侧做同样动作。

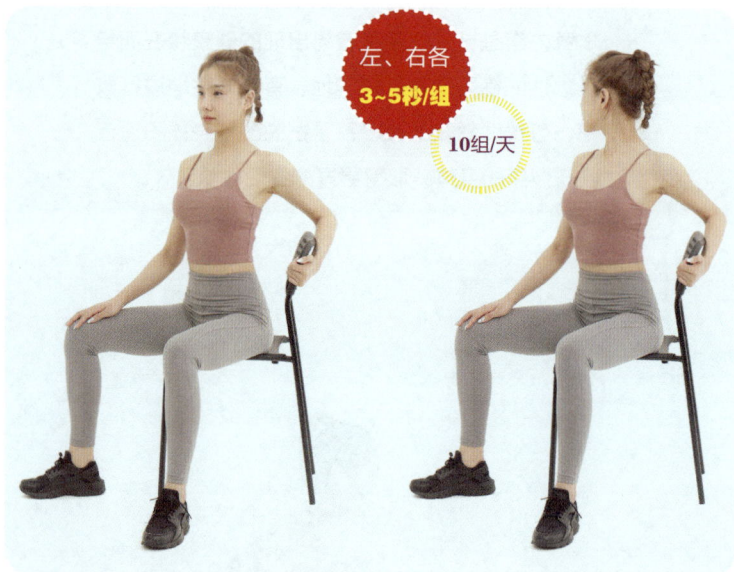

左、右各
3~5秒/组
10组/天

注意事项

颈椎向左右旋转，旋转到最大角度后停留几秒。

动作益处分析

增加颈椎关节活动度。

颈部屈伸

1 » 正坐在椅子上，双腿自然分开，双脚平放在地面，头部面向躯干正前方。

2 » 保持背部挺直，头部依次向下、上、左、右四个方向移动，并保持姿势至规定时间。回到起始姿势。

各方向
3~5秒/组

10组/天

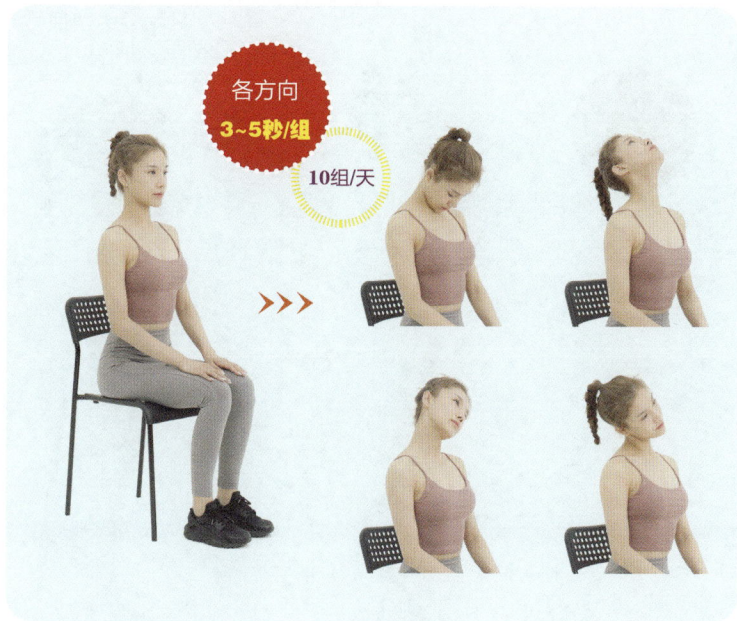

第 6 章 改善练习

注意事项

取站立位或坐姿，颈椎放松，缓慢进行各个方向的颈部运动。

\动作益处分析/

增加颈椎关节活动度。

颈前肌群拉伸

1 ➤ 站姿，双脚开立与肩同宽，双臂屈肘于胸前，双手大拇指托住下巴。

2 ➤ 双手用力将头部向后推，直至颈部前侧肌群有中等强度拉伸感，保持该姿势至规定时间。

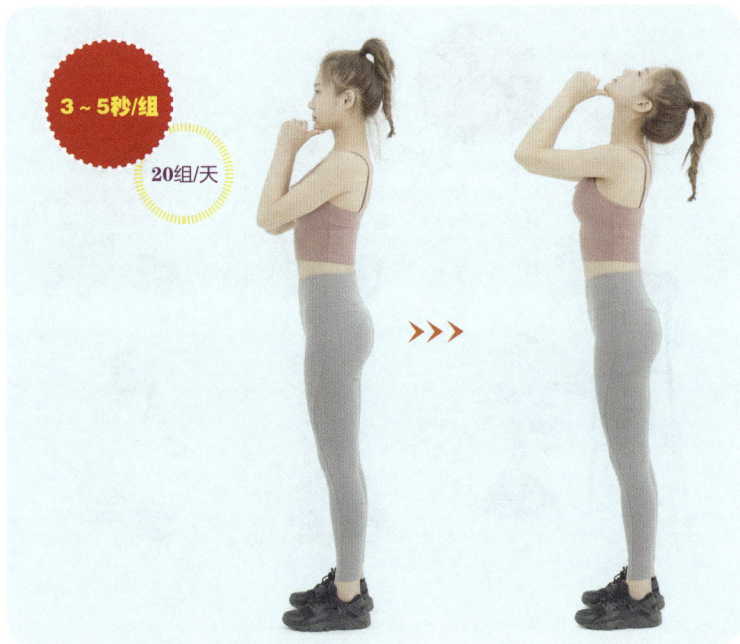

3 ~ 5秒/组

20组/天

➤➤➤

注意事项

取仰卧姿，双手自然放在身体两侧，呼吸放松，缓慢顺着泡沫轴旋转头部。

动作益处分析

放松颈部肌肉。

颈后肌群拉伸

1 ≫ 双脚与肩同宽，坐在凳子上，双手置于膝关节处，**腰背挺直**，头部保持中立位。

2 ≫ 头部缓慢平行向后伸展至颈部与躯干成一条直线，颈部两侧肌群有明显的牵拉感。回到起始姿势。

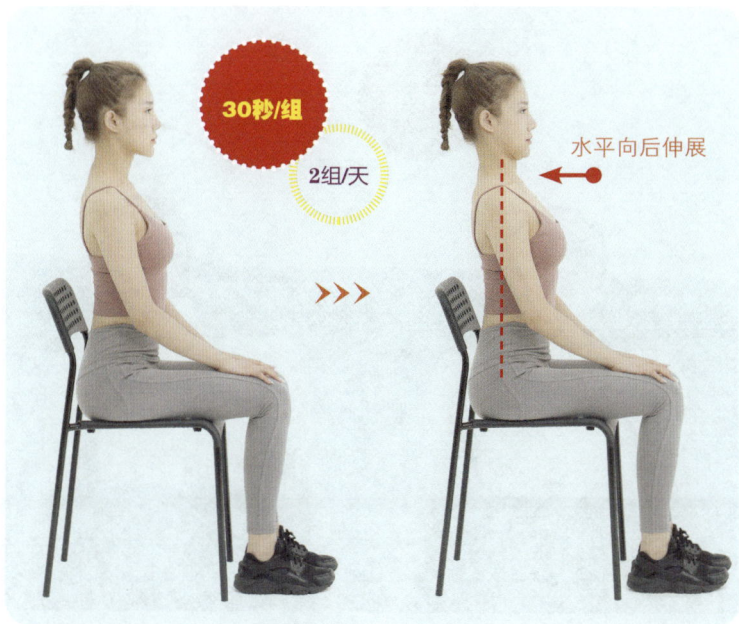

30秒/组

2组/天

水平向后伸展

注意事项

颔首用下颌找锁骨中间的位置，感受颈后拉伸，可以用手在脑后加压增加拉伸强度。

动作益处分析

放松颈后肌群。

颈部侧转放松

1 » 仰卧姿，双臂伸展于体侧，颈部压于泡沫轴上。

2 » 头部向一侧转动约45度，回到起始姿势，再向另一侧转动约45度，回到起始姿势。重复动作至规定时间。

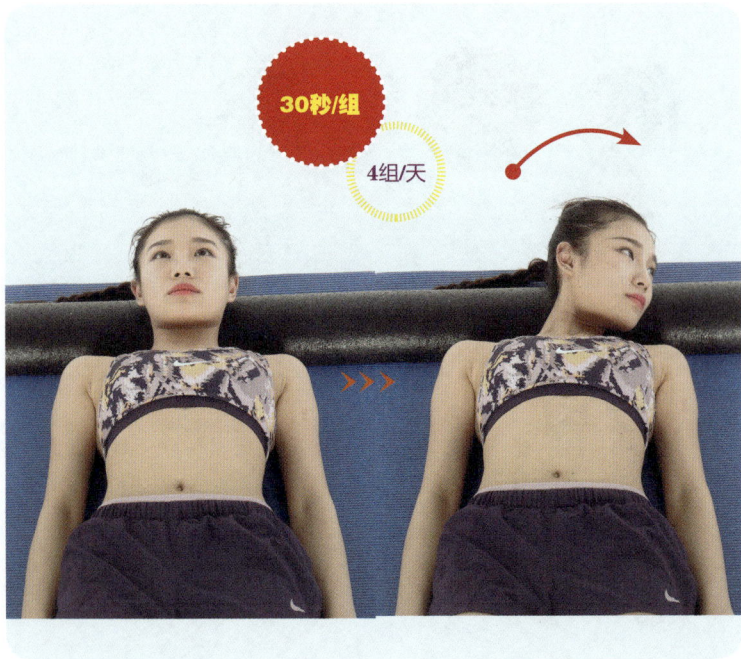

30秒/组

4组/天

注意事项

自然仰卧，全程保持呼吸。

动作益处分析

松解颈部紧张肌群。

颈侧肌群拉伸

1 站姿，双脚距离约同肩宽。臀部收紧，挺胸抬头，目视前方，下颌收紧，双臂自然下垂。

2 头最大限度地向一侧倾斜，同侧手臂屈曲，越过头顶扶住头的正侧面，轻轻向同侧肩膀下拉，直至目标肌肉有中等程度的牵拉感。回到起始姿势，换另一侧做同样动作。

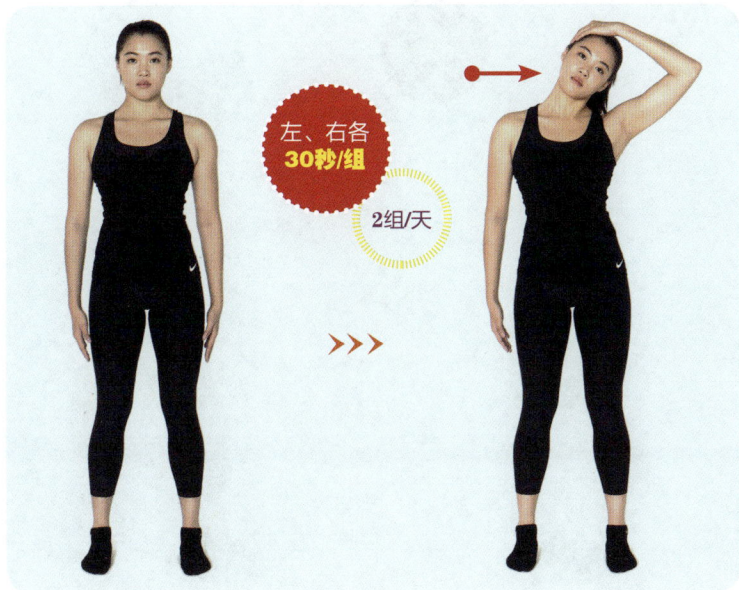

左、右各
30秒/组

2组/天

›››

注意事项

保持躯干稳定，头颈侧屈，使用同侧手辅助加压拉伸对侧颈部肌群。

动作益处分析

放松颈侧肌群。

肩部绕环

1 》 站姿，双脚开立与肩同宽。双臂屈肘，双手放松搭在肩上，肘关节向下。

2 》 肩关节外展，双臂顺时针做画圈动作至规定次数。

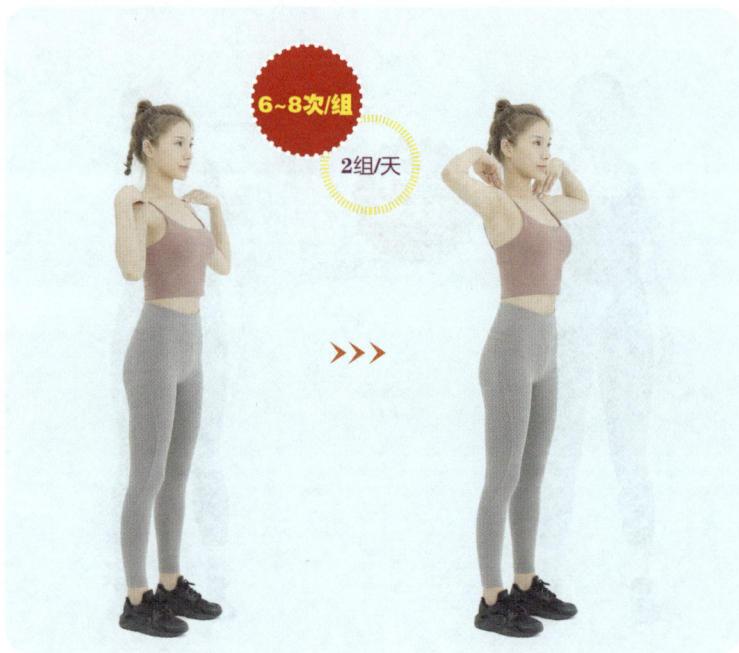

6~8次/组

2组/天

>>>

注意事项

用健侧带动患侧进行运动，出现明显疼痛时停止。

动作益处分析

增加肩关节活动度。

三角肌拉伸

1 ≫ 站姿，双脚开立与肩同宽，双臂自然下垂，身体挺直。

2 ≫ 一侧肩关节在水平位伸直，另一只手握住手腕向对侧拉直，直至有肩外侧有牵拉感。回到起始姿势，换另一侧做同样动作。

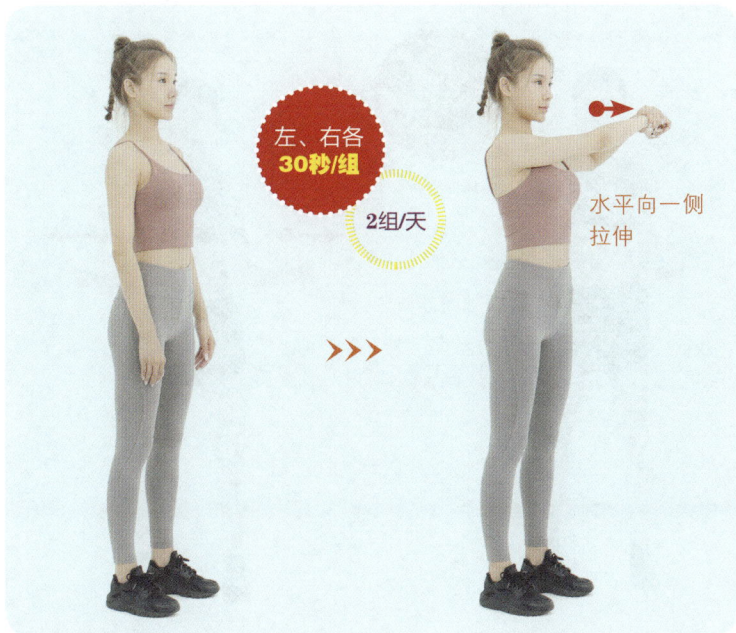

左、右各
30秒/组

2组/天

水平向一侧拉伸

>>>

注意事项

保持躯干稳定，控制同侧肩胛不抬起。可通过对侧手加压增加拉伸强度。

\动作益处分析/

放松三角肌。

弹力带肩外旋

1 ≫ 站姿，双脚分开至同肩宽。双手握弹力带，手心向上，双臂在身前屈肘，前臂水平，前臂和上臂垂直。

2 ≫ 保持肘部紧贴身体，双手尽量向两侧水平拉伸弹力带。回到起始姿势。重复动作至规定次数。

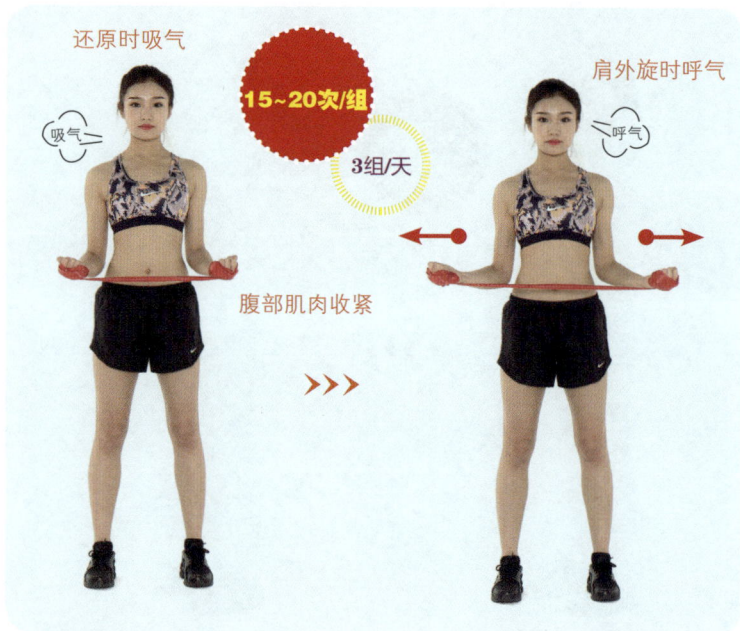

还原时吸气

吸气

15~20次/组

3组/天

肩外旋时呼气

呼气

腹部肌肉收紧

≫≫≫

注意事项

挺胸收腹，肘关节紧贴身体，屈肘90度，肘关节尽量不移动，身体不要出现旋转代偿。

动作益处分析

激活背部的冈下肌、小圆肌。

坐姿胸椎旋转

1 ≫ 坐姿，躯干挺直，双臂屈肘上抬，向外打开，双手置于脑后，吸气。

2 ≫ 在呼气的同时躯干向左旋转至最大限度，保持1~2秒。

3 ≫ 恢复至起始姿势，吸气，然后在呼气的同时躯干以同样的要求向右旋转。

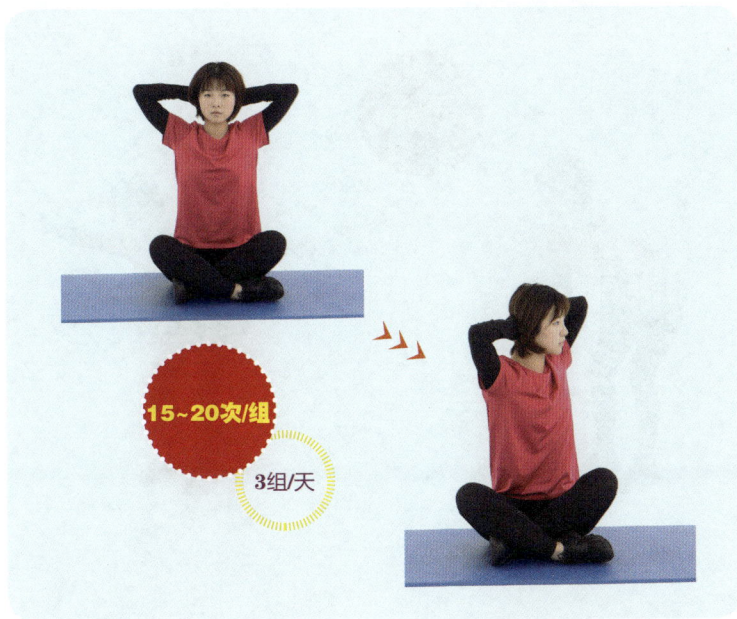

15~20次/组

3组/天

注意事项

动作过程中保持躯干挺直，双臂打开至与躯干在同一平面内。

动作益处分析

增强胸椎灵活性。

站姿俯身 T 字训练

1 ≫ 站姿，双脚距离与肩同宽。双膝微屈，向前俯身45度，同时双臂于体前平行伸直，双手四指握拳，拇指朝上。

2 ≫ 肩胛骨向内收紧。双臂向两侧打开并上抬至与地面平行，与躯干呈T字形，保持1~2秒。

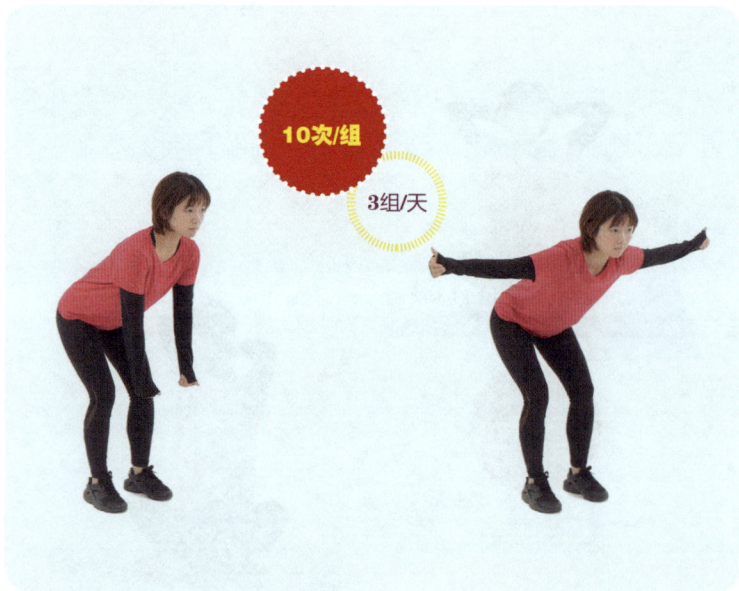

10次/组

3组/天

注意事项

动作过程中保持背部平直，拇指朝上。保持髋部及下肢稳定不动。

动作益处分析

激活肩部及上背部肌群。

肩关节激活

1 》 跪姿，双膝分开，与肩同宽，髋关节和膝关节均成90度，双臂竖直支撑于垫面，将环状迷你弹力带绕过双手腕，保持弹力带绷直但不拉伸。

2 》 一侧手臂向侧面斜上方约45度方向拉伸弹力带至双腕间距扩大两倍，回到起始姿势。向侧面拉伸弹力带至双腕间距扩大两倍，回到起始姿势。向侧面斜下方约45度方向拉伸弹力带至双腕间距扩大两倍，回到起始姿势。重复动作至规定次数，换另一侧做同样动作。

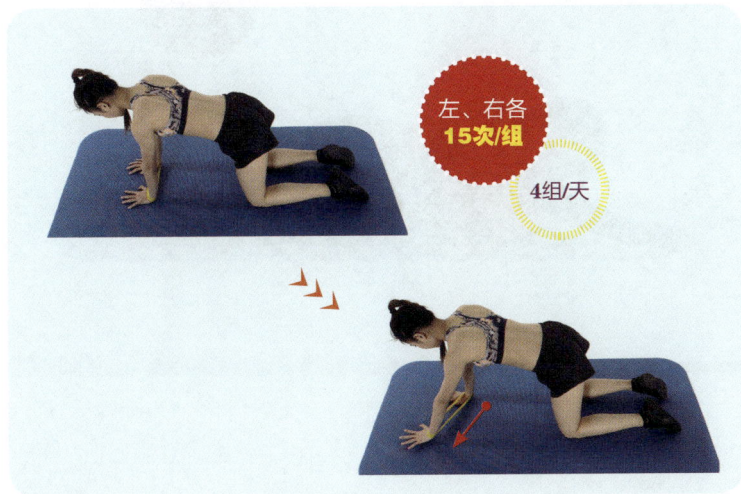

左、右各
15次/组

4组/天

注意事项

跪姿，保持核心收紧，收下颌，保持手臂伸直。

动作益处分析

激活肩关节周围肌群。

泡沫轴滚压肩关节后侧训练

1 》 卧姿，右腿与左脚撑地，左手于体前撑地，将泡沫轴置于右侧肩部后侧下方。

2 》 左手、右腿和左脚推地，带动身体前后移动，使泡沫轴在右侧肩部处慢慢来回滚动。换另一侧进行该动作。

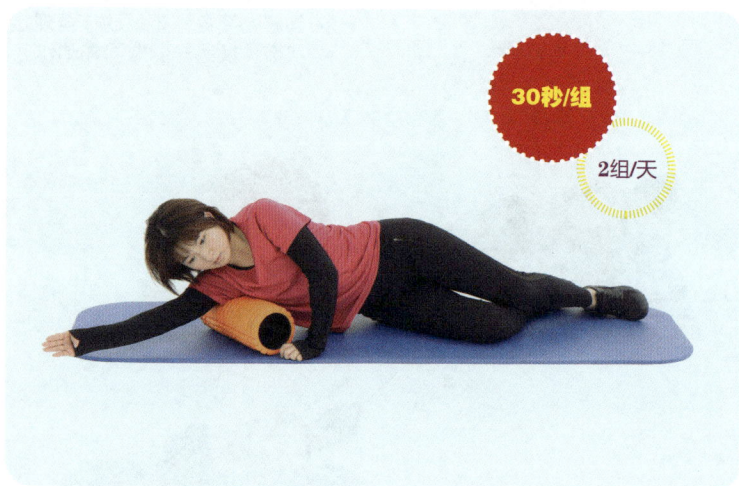

30秒/组

2组/天

注意事项

滚压过程中保持身体稳定，呼吸均匀，滚压侧手臂抬离地面。

动作益处分析

放松肩关节后侧筋膜与肌肉。

泡沫轴滚压肩关节前侧训练

1 ≫ 卧姿，右脚、左膝、左脚及右臂前臂撑地，左臂于头前伸直，将泡沫轴置于左侧肩部前侧下方。

2 ≫ 右脚、左膝、左脚及右臂前臂推地，带动身体前后移动，使泡沫轴在左侧肩部处慢慢来回滚动。换另一侧进行该动作。

30秒/组

2组/天

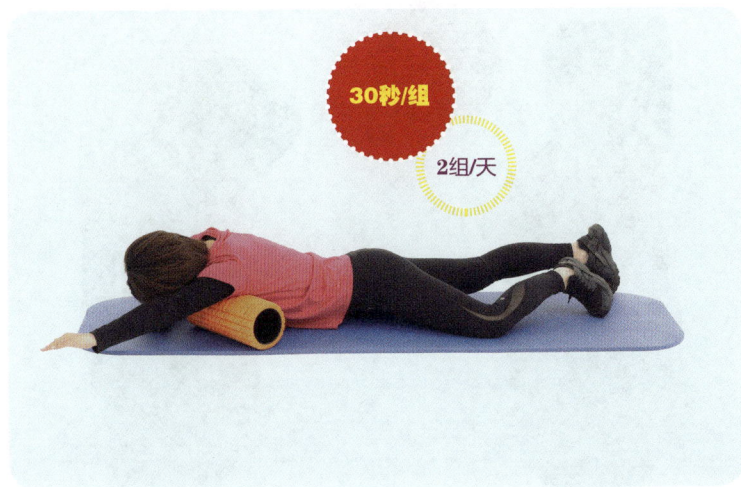

注意事项

滚压过程中保持身体稳定，呼吸均匀，滚压侧手臂抬离地面。

动作益处分析

放松胸肌和肩关节前侧筋膜与肌肉。

肩胛提肌训练

1 ≫ 坐姿，躯干挺直，左臂自然置于体侧，右臂屈肘上抬且右手扶于脑后。

2 ≫ 右手将头部向右、向前拉，使左侧肩胛提肌有中等程度的牵拉感。保持姿势至规定时间。回到起始姿势，换另一侧做同样动作。

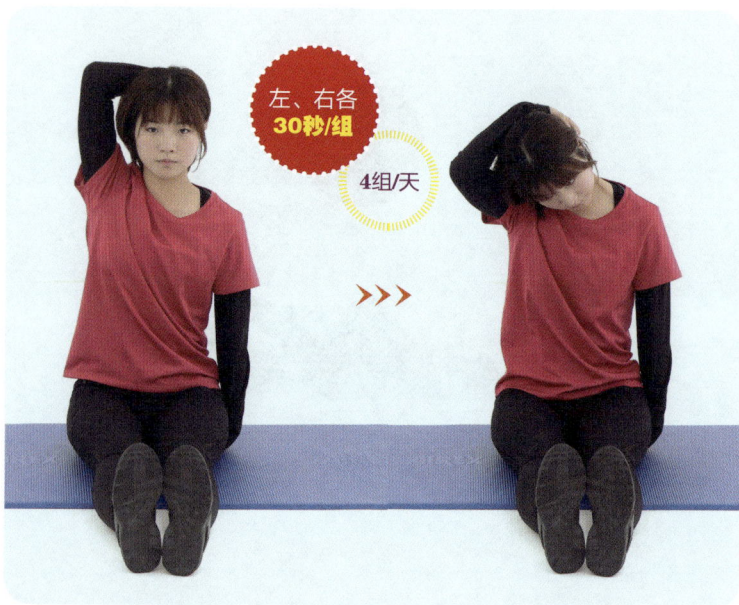

左、右各
30秒/组

4组/天

≫≫≫

注意事项

颔首，保持躯干稳定，头颈转向对侧，控制同侧肩胛不抬起，低头拉伸同侧肩胛提肌，可通过对侧手加压增加拉伸强度。

动作益处分析

拉伸肩胛提肌。

胸锁乳突肌拉伸

1》 坐姿，挺直躯干，左
手自然放于身体前，
右手抬起并按压在左
侧锁骨上方。

2》 头部向右上方转动并上抬，直
至胸锁乳突肌有中等程度的牵
拉感。保持姿势至规定时间。
回到起始姿势，换另一侧做同
样动作。

左、右各
30秒/组

4组/天

动作要缓
慢一些

>>>

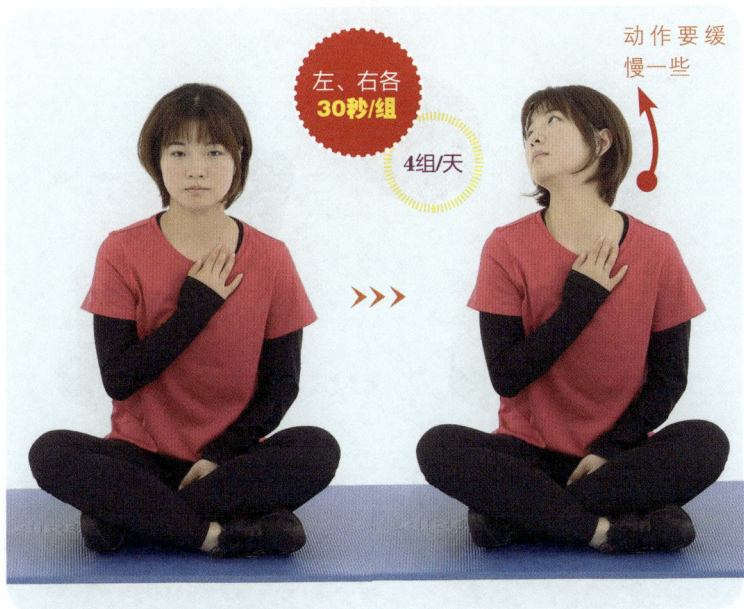

第 6 章 改善练习

注意事项

抬头，头颈转向一侧，保持躯
干稳定，对侧下颌角向后上方
主动提拉，对对侧胸锁乳突肌
进行拉伸。

＼动作益处分析／

拉伸胸锁乳突肌。

斜方肌训练

1》 坐姿，躯干挺直，左臂屈肘置于背后，右臂屈肘上抬且右手扶于脑后。

2》 右手将头部向右拉，使左侧斜方肌有中等程度的牵拉感。保持姿势至规定时间。回到起始姿势，换另一侧做同样动作。

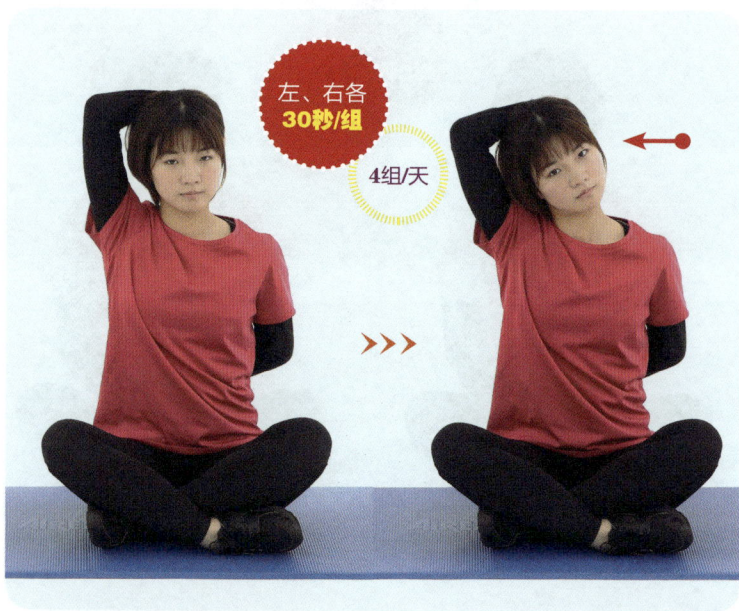

左、右各
30秒/组

4组/天

注意事项

颌首，保持躯干稳定，头颈侧屈，使用同侧手辅助加压拉伸对侧颈部肌群。

动作益处分析

拉伸斜方肌。

肱三头肌拉伸

坐姿，双腿交叉盘坐，一侧腿位于对侧腿的上方，双腿尽量靠近身体。上面腿一侧的手臂举过头顶后屈肘，对侧手臂伸到背后屈肘，两手在体后相扣至肱三头肌有一定程度的牵拉感，保持姿势至规定时间。回到起始姿势，换另一侧做同样动作。

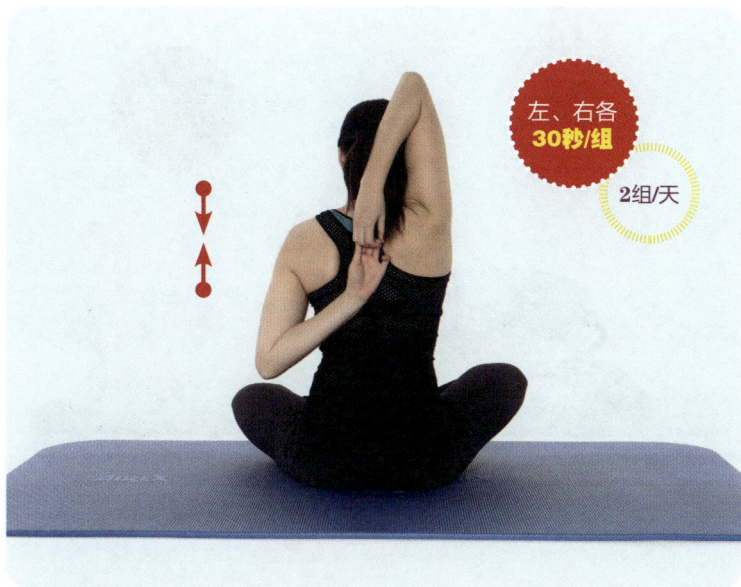

左、右各
30秒/组

2组/天

第 6 章 改善练习

注意事项

手臂上举过头后屈肘，对侧手臂在背后屈肘，双手相扣，感受肱三头肌牵拉感。注意保持躯干中立位。

动作益处分析

延展肱三头肌。

手腕屈肌群放松

1 跪坐姿，躯干向前俯卧，一侧手臂的腕关节压于泡沫轴上，另一侧手臂向内屈曲，用前臂支撑身体。

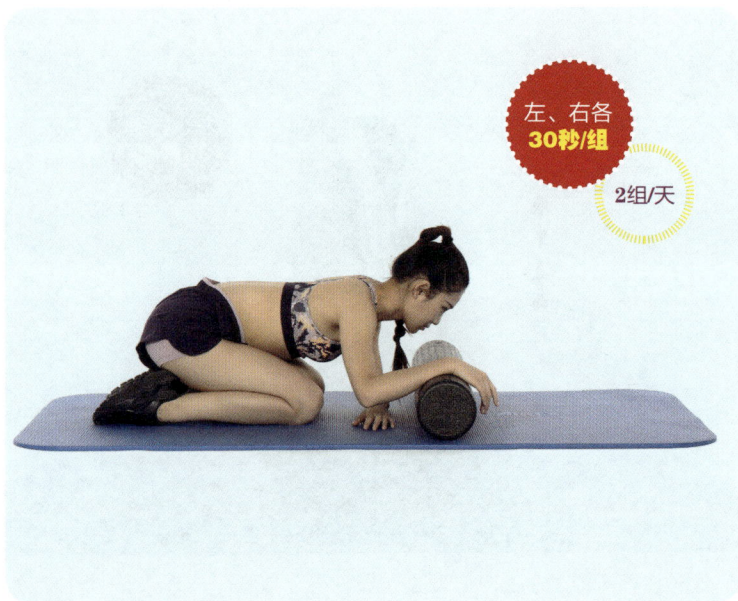

左、右各
30秒/组

2组/天

注意事项

对侧手臂屈肘固定，滚动的手臂手心向下，肘关节缓慢伸直。

2 》 压在泡沫轴上的手臂前后移动，使泡沫轴在前臂屈肌处滚动，回到起始位置。滚动至规定时间，换另一侧做同样动作。

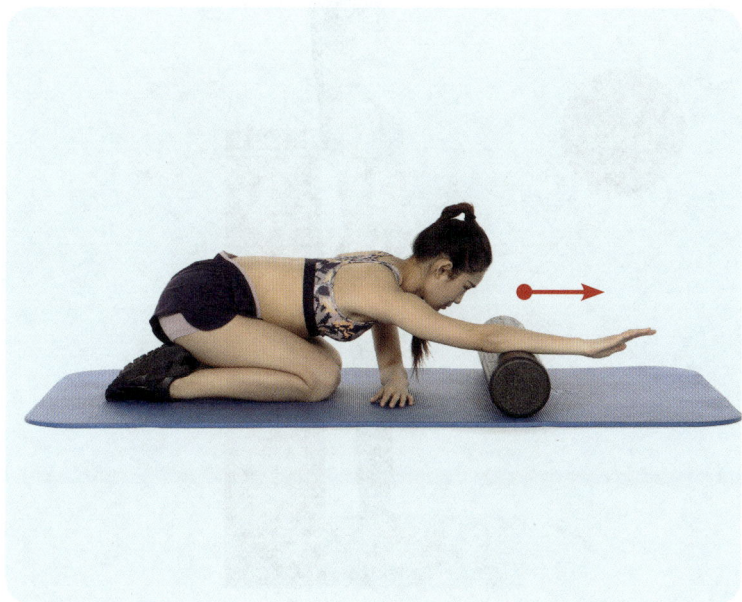

\动作益处分析/

放松前臂屈肌群。

肱三头肌放松

1 》 站姿，背靠墙壁或其他高度超过胸部的固定物，将筋膜球置于一侧肱三头肌与墙壁或其他固定物之间。

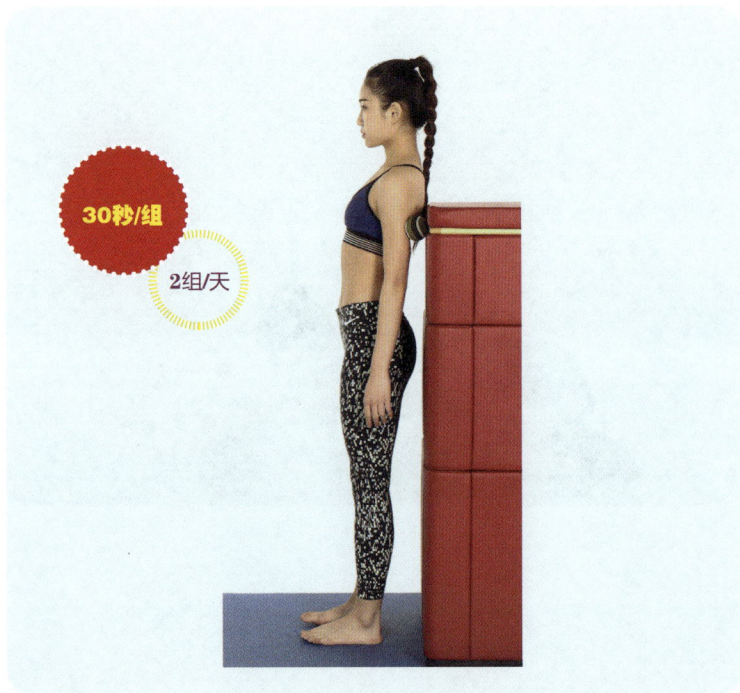

30秒/组

2组/天

注意事项

筋膜球位于一侧肱三头肌与墙壁或固定物之间；保持躯干直立，下蹲至大腿与地面约呈45度角。

2 ≫ 双臂自然下垂，保持躯干直立，屈膝屈髋，下蹲至大腿与地面约呈 45 度角，之后回到原位。滚动至规定时间。

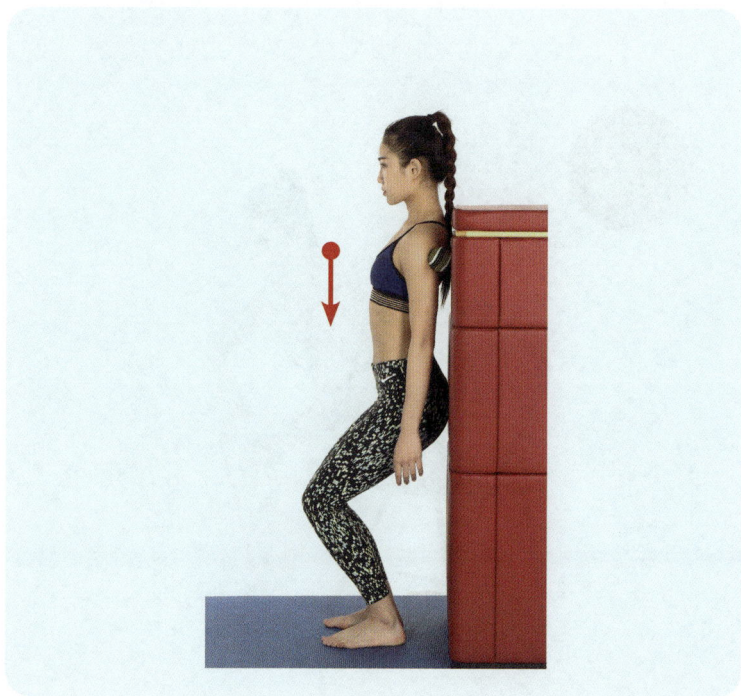

◢动作益处分析◣

放松肱三头肌。

弹力带－腕关节抗阻运动

1》坐于训练椅上，双腿屈曲至膝关节呈90度，躯干前倾，一侧脚踩住弹力带一端，同侧手握弹力带另一端，掌心朝上，肘部支撑于膝关节上，前臂平行于地面，另一侧手扶同侧膝关节，保持弹力带有一定张力。

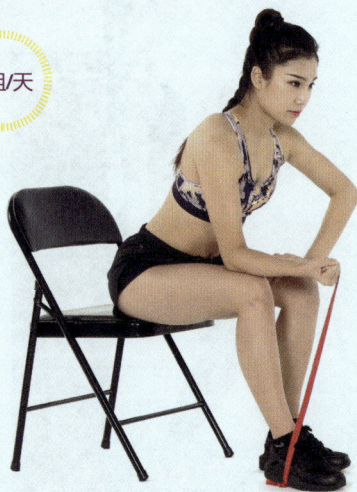

左、右各
15次/组
4组/天

注意事项

腹部肌肉收紧，背部挺直，上臂保持不动，腕部屈曲进行抗阻运动。要在腕部无痛的范围内进行运动。

2 》 保持身体姿势不变，前臂发力，**腕关节向上屈曲**至最大限度，掌心朝后。回到起始姿势。重复动作至规定次数，换另一侧做同样动作。

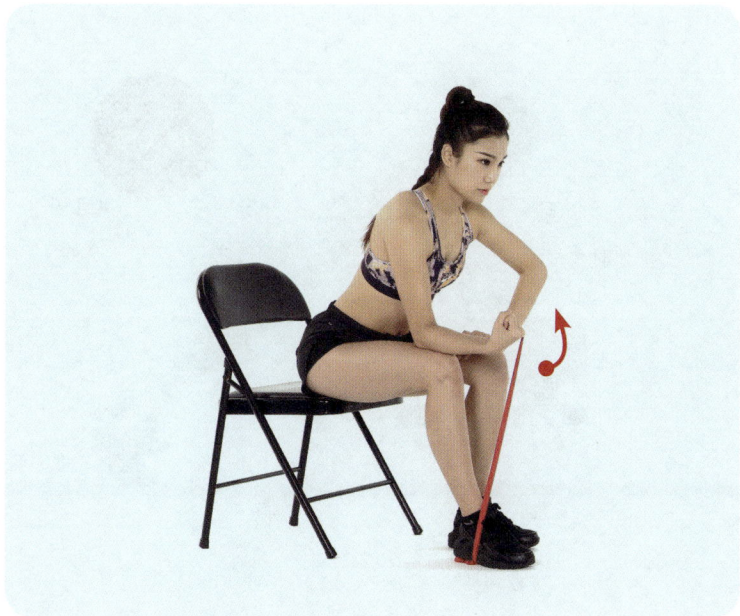

动作益处分析

增加手腕伸肌、屈肌力量。

高位俯卧撑练习

1 俯卧撑姿势，双手撑在凳上，双脚撑地，两脚距离与肩同宽，脚尖点地，双手的距离约为肩宽的两倍，手臂伸直。

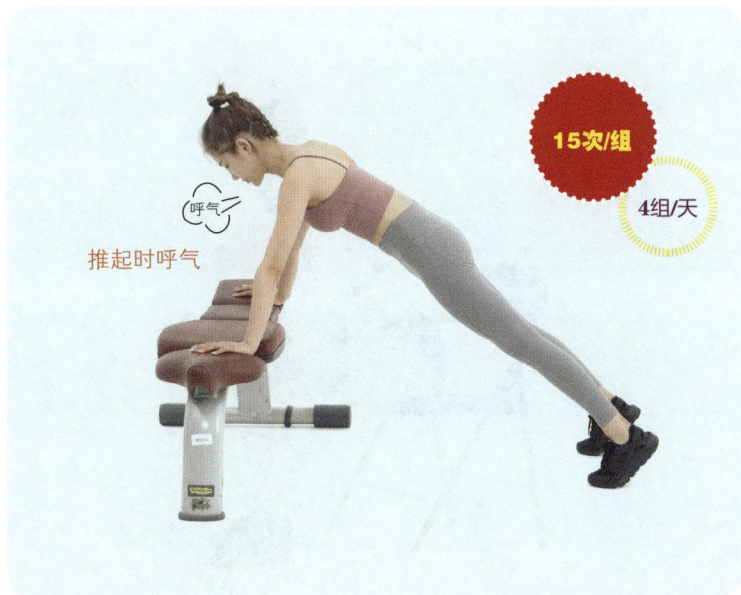

推起时呼气

呼气

15次/组

4组/天

注意事项

身体前倾，双手撑于椅上，保持核心稳定、肩胛骨中立位，通过上肢屈曲、伸展完成俯卧撑动作。

2 》 身体保持一条直线，屈肘，使身体向下移动，胸部几乎挨到凳子。胸大肌与上肢协同发力，快速推起身体，两臂伸直，回到起始姿势。重复动作至规定次数。

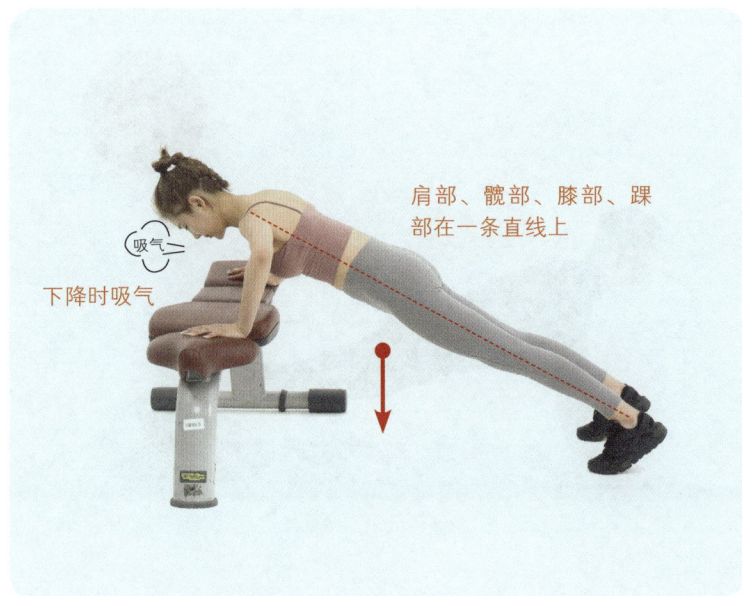

吸气

下降时吸气

肩部、髋部、膝部、踝部在一条直线上

╲ 动作益处分析 ╱

上肢抗阻推练习，激活躯干屈曲肌群。

俯卧撑练习

1》 俯卧姿，双手双脚撑垫，双手距离大于肩宽，手臂伸直。

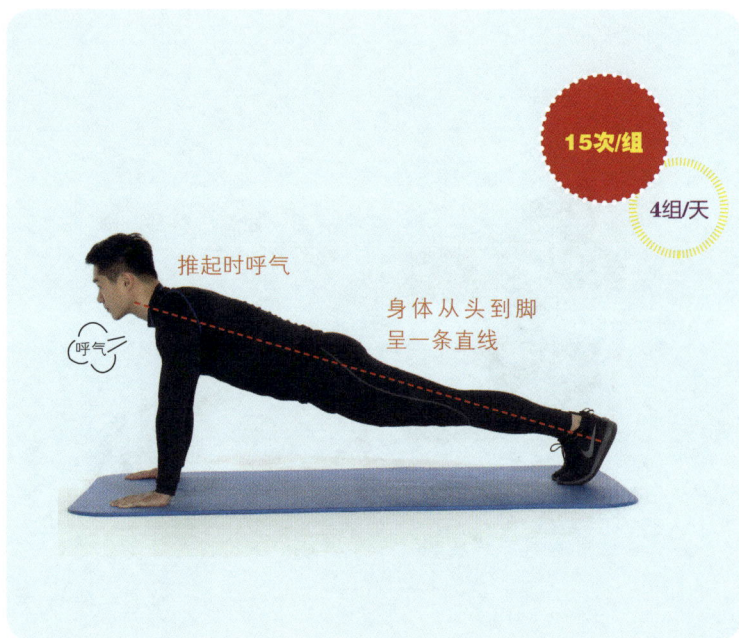

推起时呼气

呼气

15次/组

4组/天

身体从头到脚
呈一条直线

注意事项

双手撑于垫面或地面，保持核心稳定、肩胛骨中立位，通过上肢屈曲、伸展完成俯卧撑动作。

2 ≫ 肘关节屈曲，身体下沉，至胸部几乎碰到垫面，上臂与躯干夹角约为45度。胸部发力快速推起身体，回到起始姿势。重复动作至规定次数。

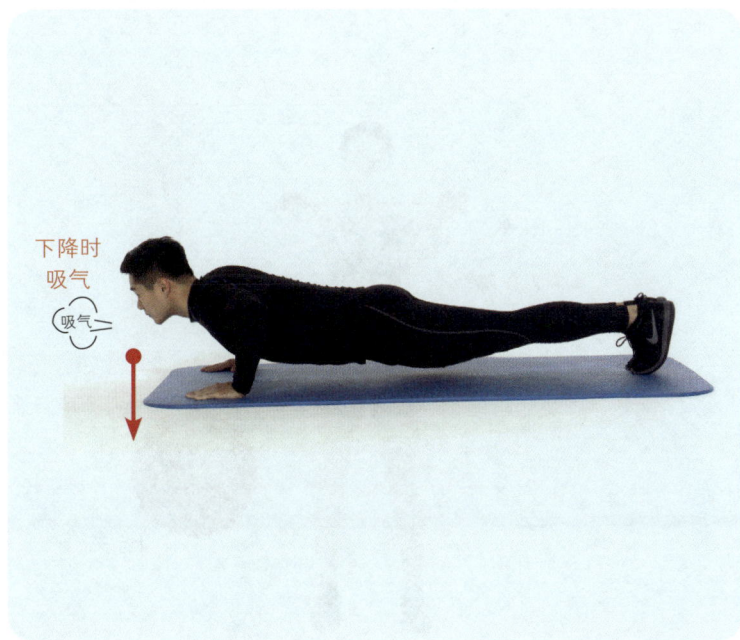

下降时
吸气

吸气

\动作益处分析/

提升上肢肌群力量。

肩胛 Y 字激活

1 站姿，双脚距离约同肩宽，双手分别紧握弹力带一端，双臂前平举，保持弹力带有一定张力。

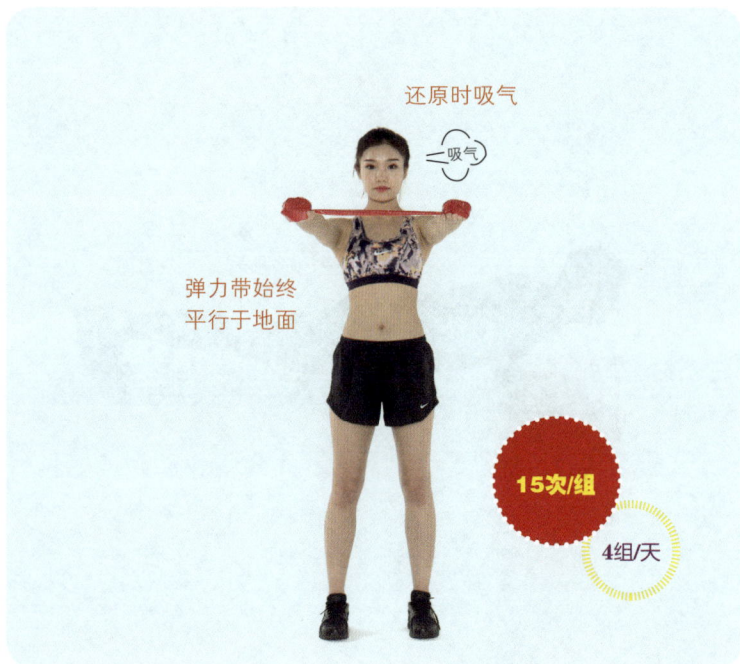

还原时吸气

吸气

弹力带始终
平行于地面

15次/组

4组/天

注意事项

取站立位，保持核心稳定，肩胛骨带动手臂完成肩胛带激活。

2 ≫ 背部发力，双臂向后侧斜上方拉伸弹力带，使手臂与躯干成Y形。回到起始姿势。重复动作至规定次数。

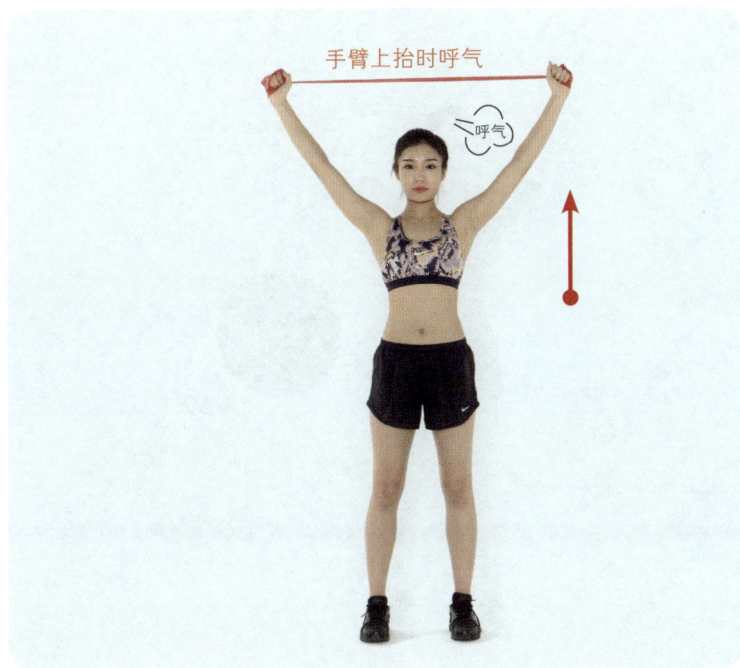

手臂上抬时呼气

呼气

╲动作益处分析╱

激活颈背部斜方肌中、下束。

肩胛 T 字激活

1》 站姿，双脚距离约同肩宽，双手分别紧握弹力带一端，双臂前平举，保持弹力带有一定张力。

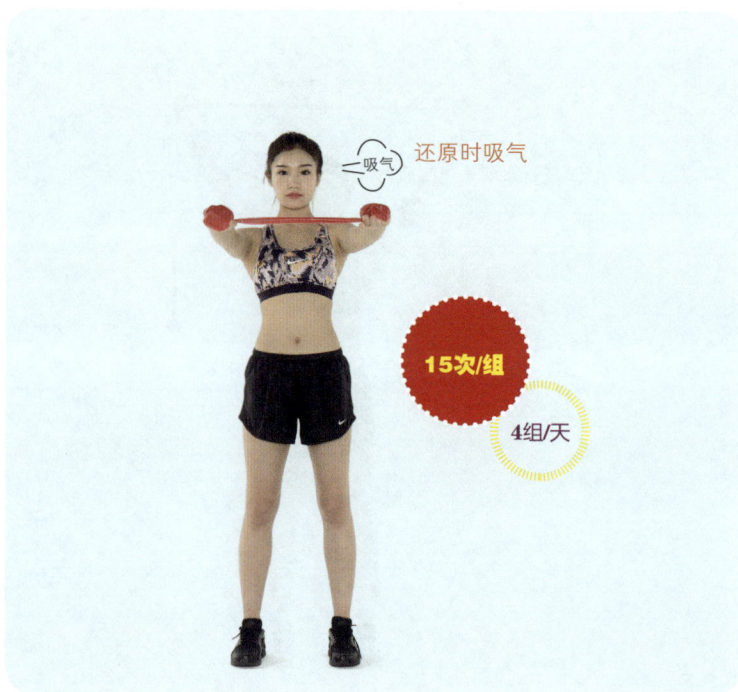

还原时吸气

15次/组

4组/天

注意事项

取站立位，保持核心稳定，肩胛骨带动手臂完成肩胛带激活。

2 >> 背部发力，双臂向体侧拉伸弹力带，使手臂与躯干成T形。回到起始姿势。重复动作至规定次数。

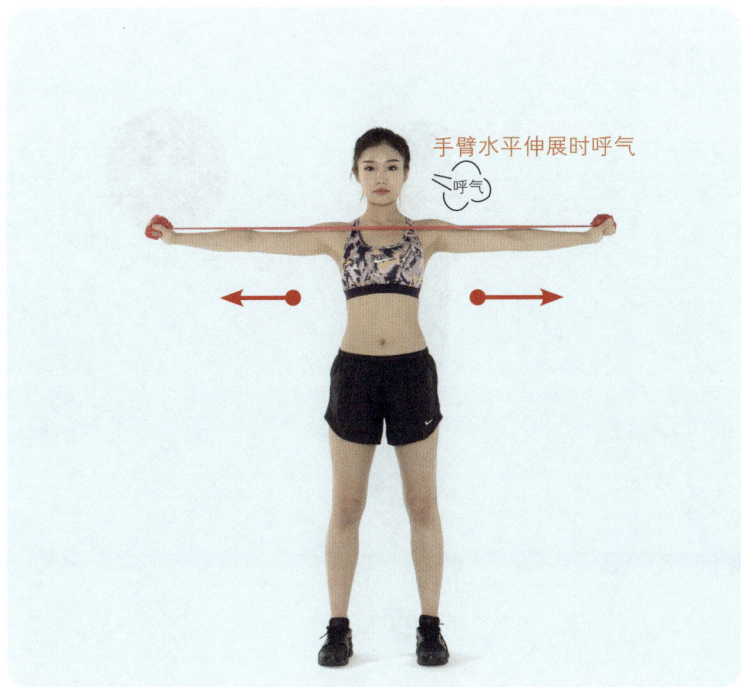

手臂水平伸展时呼气

呼气

动作益处分析

激活颈背部斜方肌中、下束。

胸横肌拉伸

1》 站姿，双脚开立与肩同宽，**腰背挺直**，双手掐腰，拇指在前，其他四指伸直按在腰部。

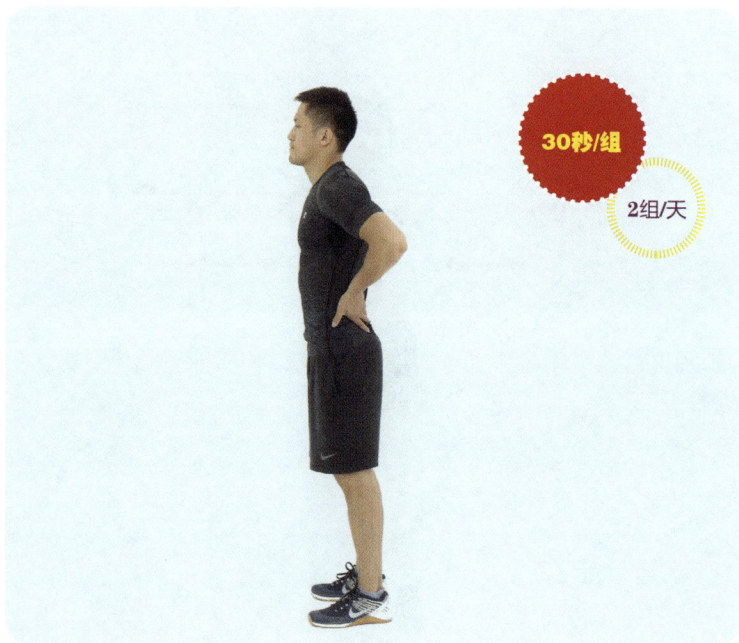

30秒/组

2组/天

注意事项

双手支撑于腰部附近的肋骨处，轻微提拉，打开胸廓前侧，保持深吸慢呼，感受胸前牵拉感，避免腰部过度用力。

2 ≫ 肩关节向后展开，双臂肘关节渐渐靠拢，直至胸部前侧肌群有中等强度牵拉感，保持姿势至规定时间。回到起始姿势。

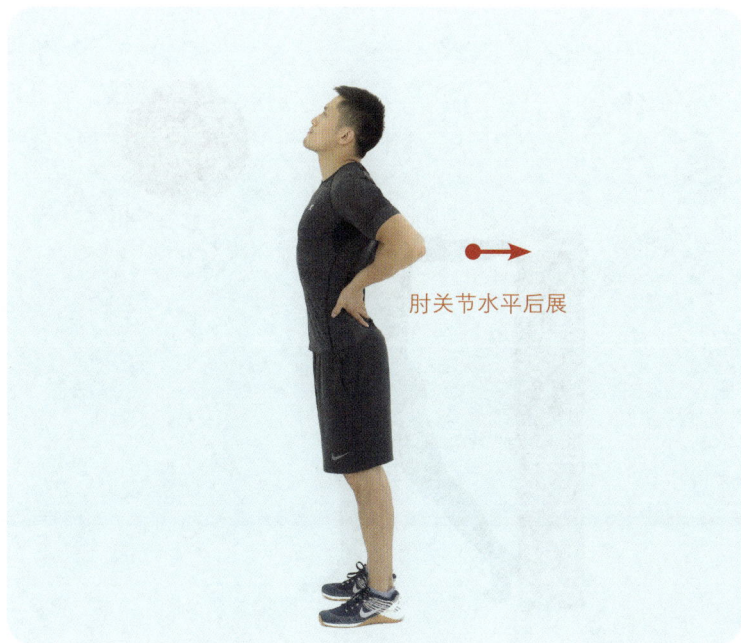

肘关节水平后展

\动作益处分析/

放松胸横肌。

胸小肌、肱二头肌拉伸

1 » 站姿，双脚前后开立，目视前方。一侧手臂向后平举，拇指朝下扶住物体。

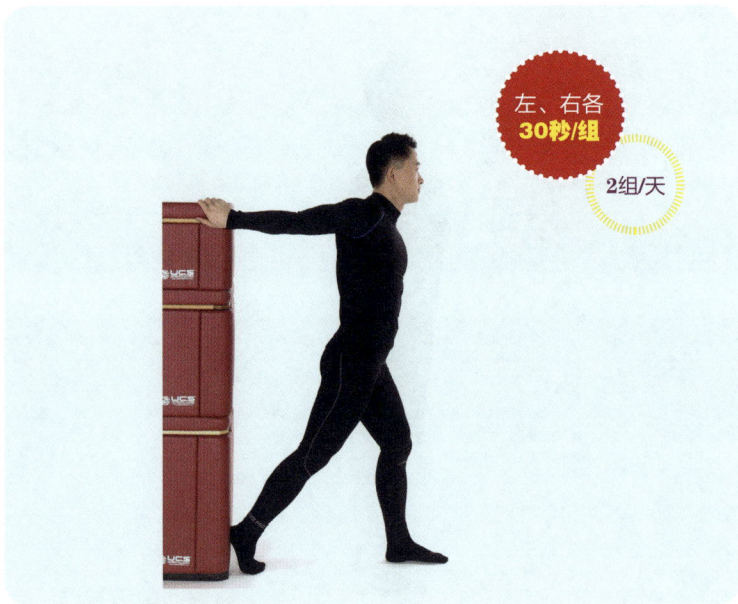

左、右各
30秒/组
2组/天

注意事项

手臂外展，拇指在下固定于物体上，固定点最好略高于肩或与肩同高，双腿屈膝下蹲，上身微微前倾，感受胸小肌、肱二头肌牵拉感。

2 ≫ 双腿屈膝下蹲至胸小肌、肱二头肌有一定程度的牵拉感，保持姿势至规定时间。回到起始姿势，换另一侧做同样动作。

上身微微前倾

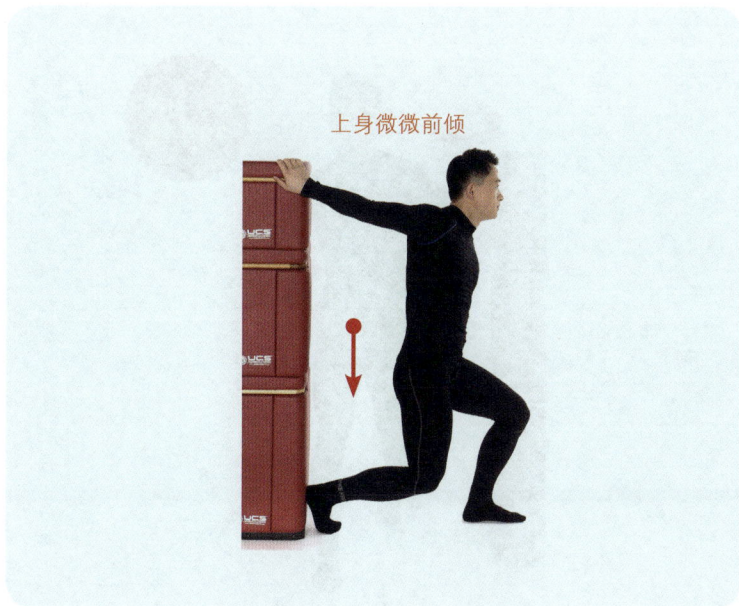

╲动作益处分析╱

延展胸小肌、肱二头肌。

辅助胸肌拉伸

1 》双脚前后开立，脚尖向前。目标侧手臂侧举，手固定于物体，固
定点接近肩部高度或与肩同高。

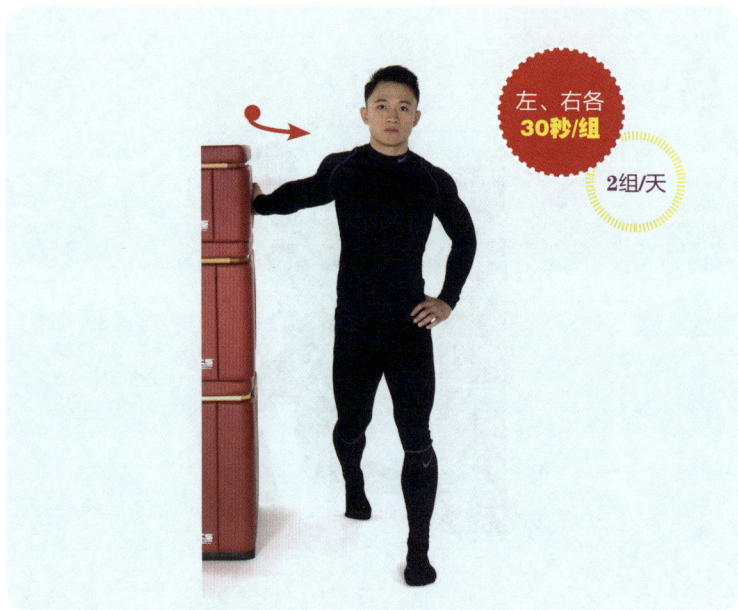

左、右各
30秒/组

2组/天

注意事项

手臂外展，手固定于物体，身体扭转，感受胸大肌牵拉感。

2 ≫ 身体逐渐**向对侧扭转**至胸大肌有中等程度的牵拉感，保持姿势至规定时间。回到起始姿势，换另一侧做同样动作。

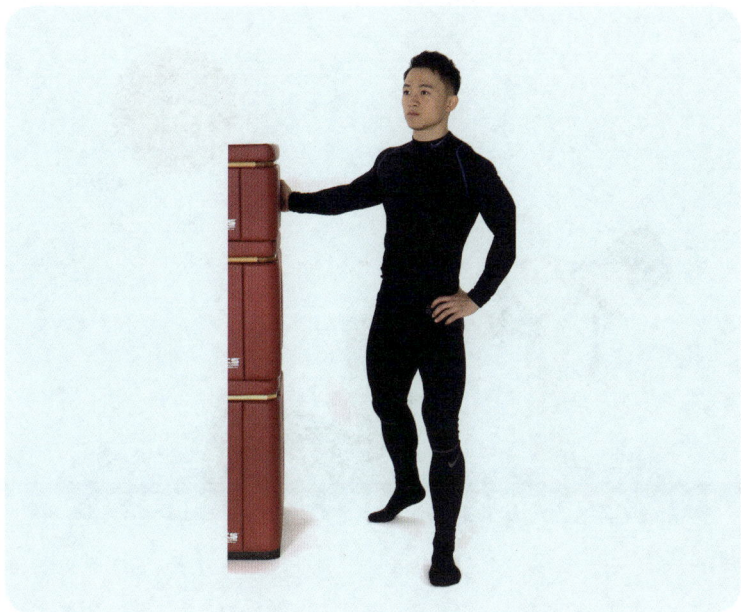

\动作益处分析/

延展胸大肌。

前锯肌激活

1 ≫ 跪姿，双臂伸直支撑于肩部正下方，屈髋屈膝，膝部和脚尖支撑
于地面，背部平直，腹部收紧，肩胛骨向脊柱方向收紧。

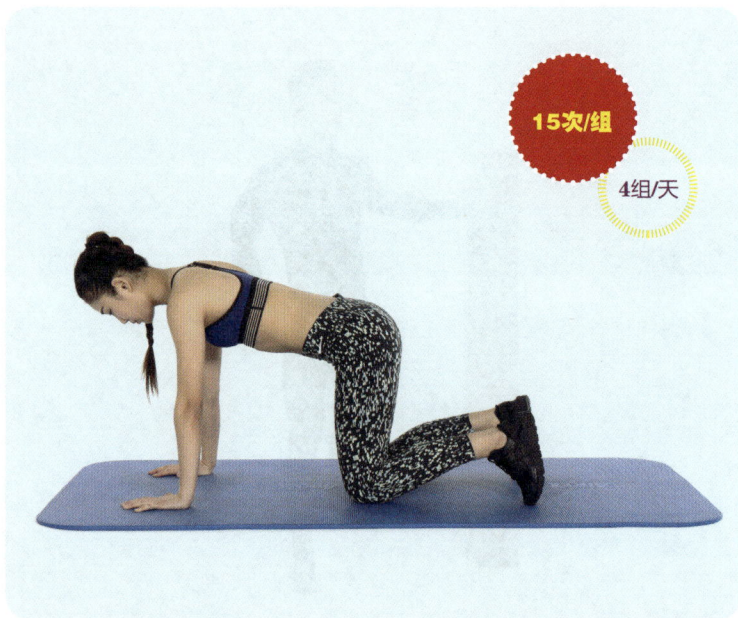

15次/组

4组/天

注意事项

保持肩胛骨中立位及核心参与完成肩胛骨伸展及回缩动作，感受腋下前锯
肌参与感，避免肩胛骨过度下压。

2 ≫ 肩胛骨向两侧展开，呈**弓背姿势**。回到起始姿势。重复动作至
规定次数。

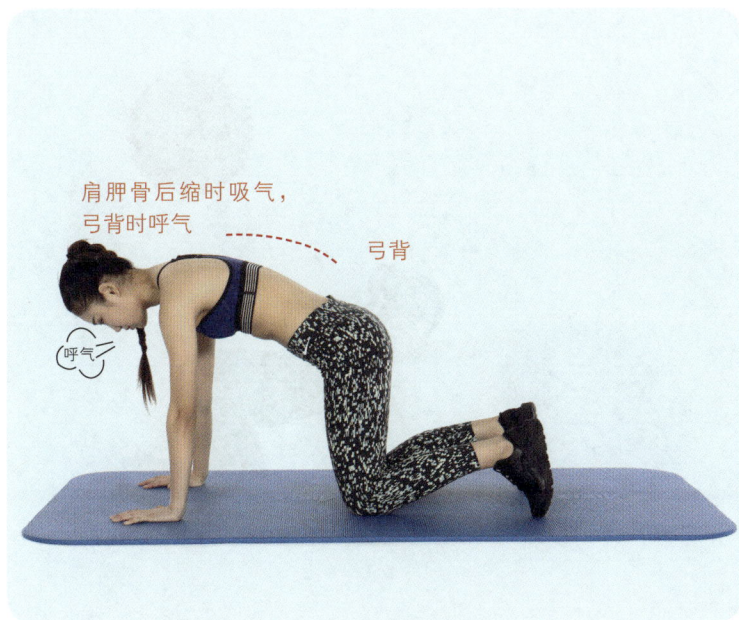

肩胛骨后缩时吸气，
弓背时呼气

弓背

呼气

\动作益处分析/

激活前锯肌。

俯卧背阔肌拉伸

1 ≫ 跪姿，将瑞士球置于体前，一只手臂伸直，手置于球上，拇指朝上，另一只手手掌撑地。

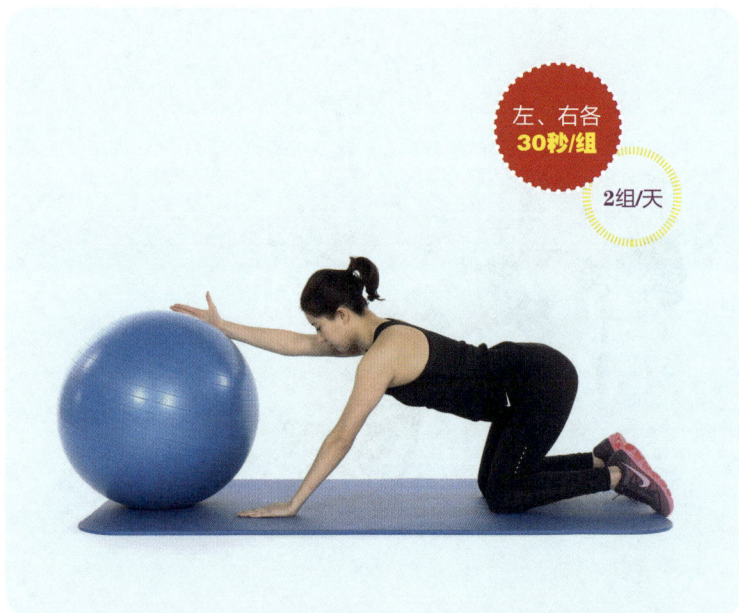

左、右各
30秒/组

2组/天

注意事项

全程保持呼吸。

2 ≫ 髋部向后，坐在足跟上，直至背部肌肉有牵拉感，保持姿势至
规定时间。回到起始姿势，换另一侧做同样动作。

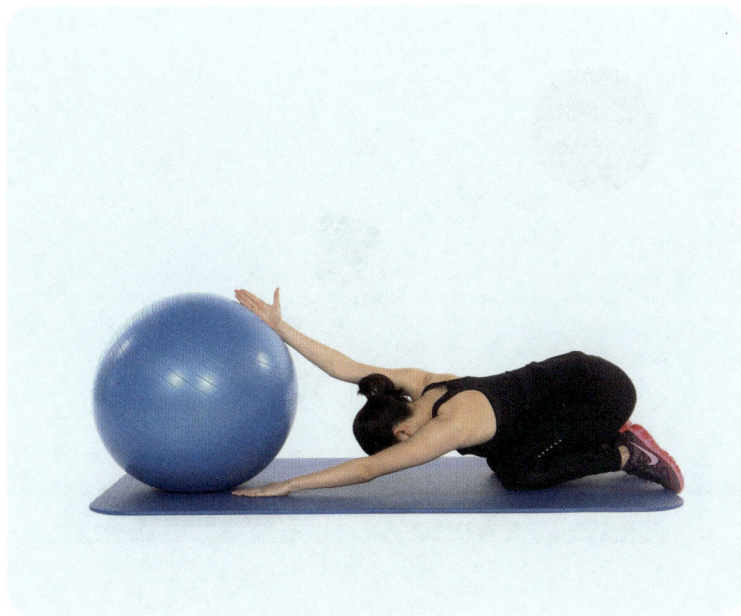

╲动作益处分析╱

延展背阔肌。

背部肌群拉伸

1 ≫ 跪坐姿，躯干向前倾斜，双臂伸展且手背压于泡沫轴上，掌心朝上。

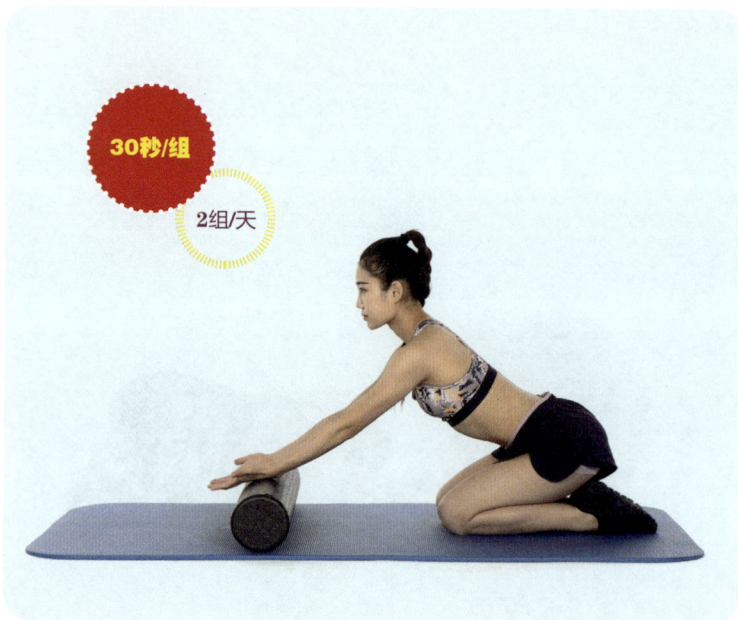

30秒/组

2组/天

注意事项

臀部坐在脚跟上。双臂向前伸展，核心收紧，双臂前后移动带动躯干前俯和抬起。

2 ≫ 手臂前后移动，使泡沫轴在前臂处滚动，带动躯干前俯和抬起，拉伸背部。滚动至规定时间。

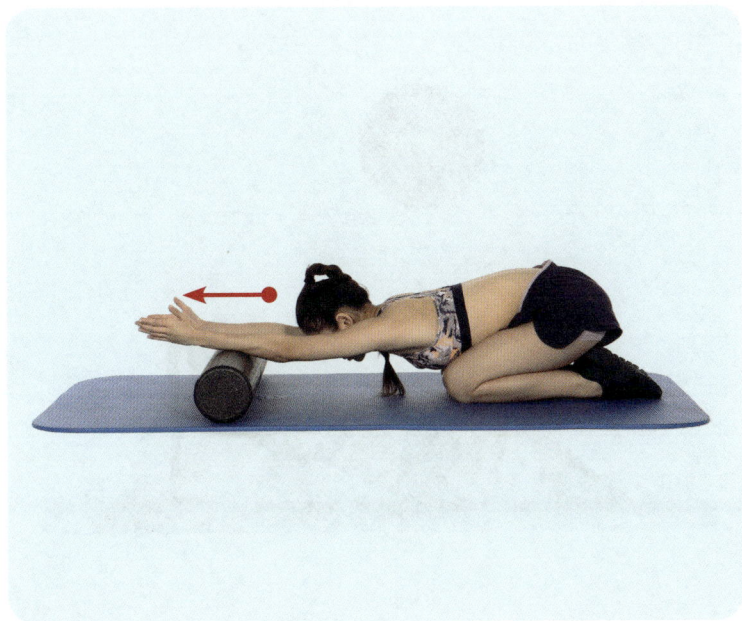

╲动作益处分析╱

放松、延展背部肌群。

背部肌群放松

1 仰卧姿，双手扶在脑后，背部压于泡沫轴上，双膝屈曲，双脚支撑身体。

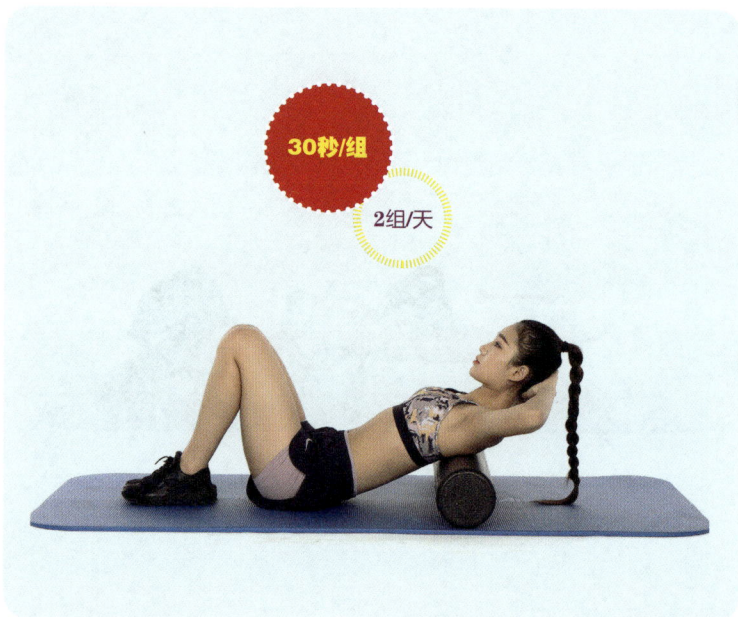

30秒/组

2组/天

注意事项

仰卧屈膝位，泡沫轴置于胸腰连接处，下肢蹬伸带动背部在泡沫轴上滚动进行放松。

2 ≫ 髋部略微抬起，身体前后移动，使泡沫轴在背部滚动。滚动至规定时间。

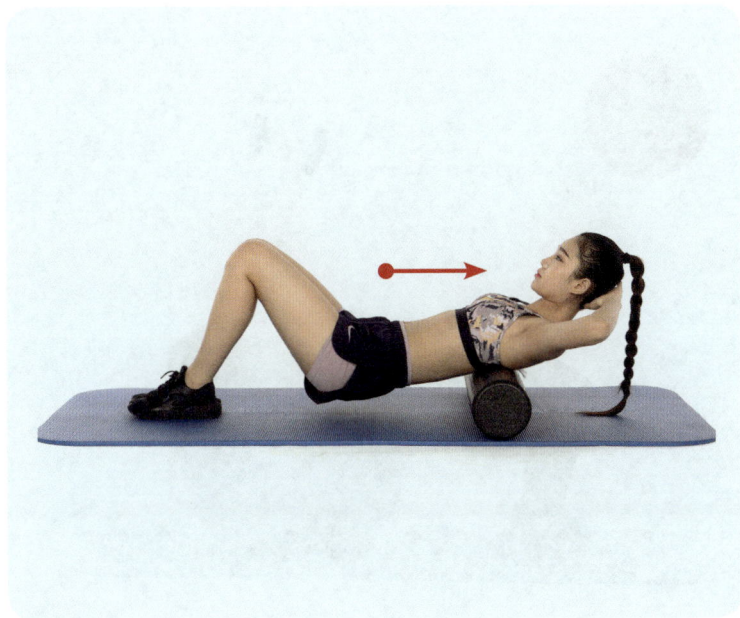

\动作益处分析/

放松紧张的背部肌群。

哑铃飞鸟练习

1 仰卧姿，背部紧贴瑞士球，挺髋，屈膝90度，使躯干、大腿约与地面平行。双手直握哑铃于胸部正上方，手臂伸直。

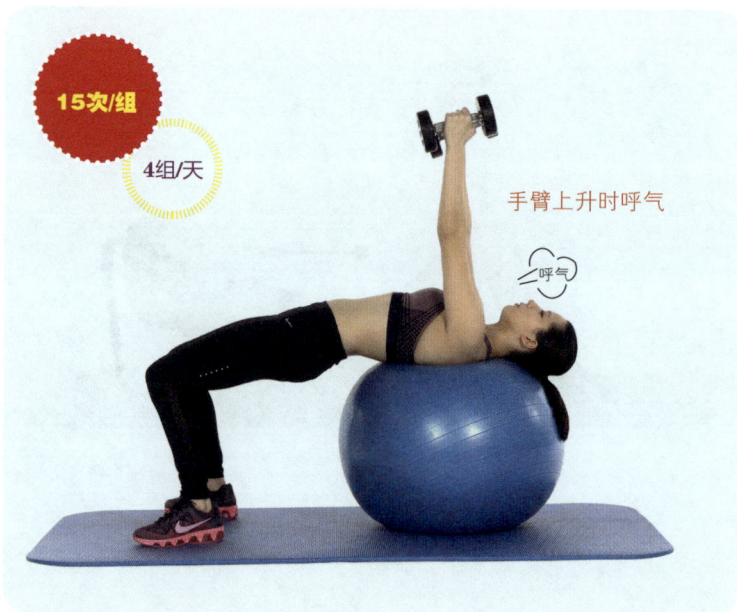

15次/组

4组/天

手臂上升时呼气

呼气

注意事项

掌心相对抓握哑铃，保持躯干稳定，臀部抬起，双臂向两侧打开至与躯干在同一平面上保持1~2秒。

2 ≫ 手肘微屈，张开手臂，放下哑铃至体侧，手臂约与胸部齐高，保持 1~2 秒后回到起始姿势。重复动作至规定次数。

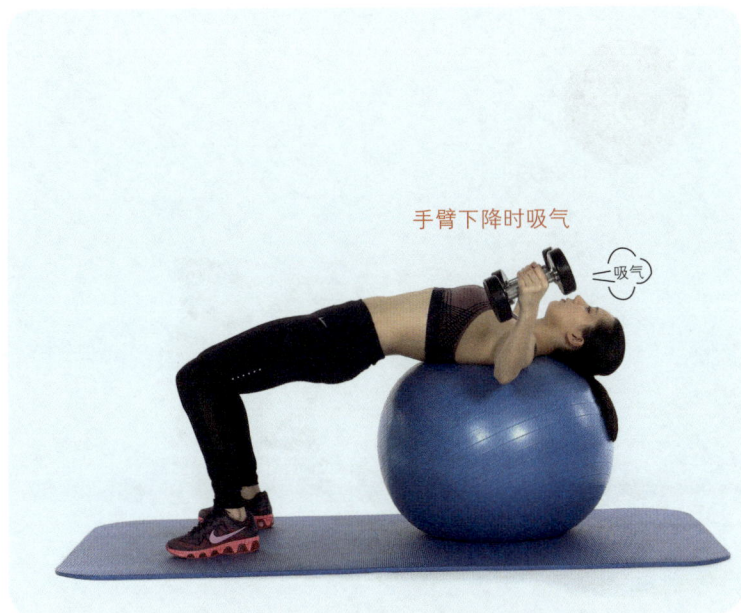

手臂下降时吸气

吸气

╲动作益处分析╱

激活核心肌群，提高身体稳定性。

胸椎旋转练习

1 俯卧姿，双手、双膝、双脚脚尖撑地，大腿和手臂均垂直于地面。**腰背挺直**，躯干保持稳定，头部处于中立位。一侧腿屈髋屈膝，移动至手旁，**对侧手臂屈肘，抱头**。

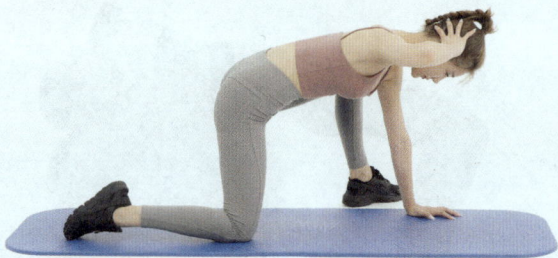

左、右各
15次/组
4组/天

注意事项

保持骨盆中立位，躯干旋转带动手臂旋转，过程中保持核心稳定，配合呼吸。

2 >> 躯干抬起的手臂向左转动至最大幅度，缓慢回到起始姿势。重复动作至规定次数，换另一侧做同样动作。

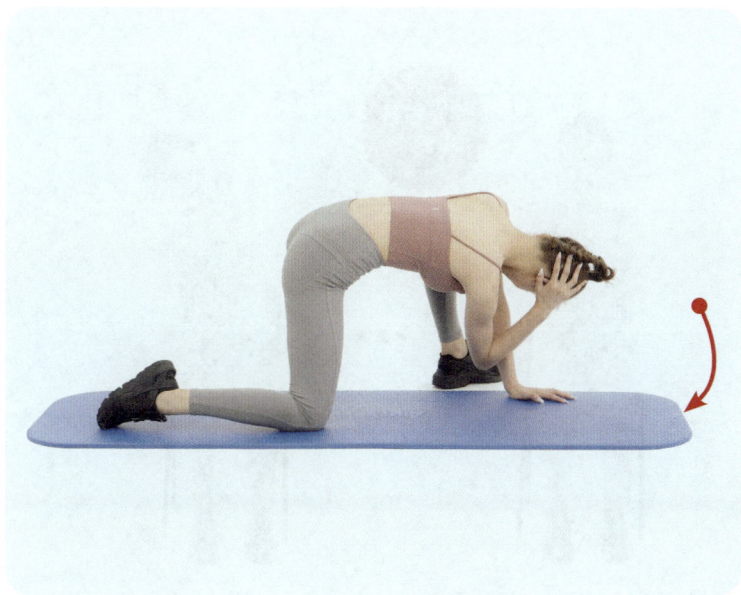

\动作益处分析/

增加胸椎旋转灵活性。

背阔肌拉伸

1 》 正坐在椅子上，双腿分开与肩同宽，双脚平放在地面，背部挺直，头部面向躯干正前方。

2 》 一侧手臂举过头顶并带动躯干向对侧发力做侧屈运动，保持姿势至规定时间。回到起始姿势，换另一侧做同样动作。

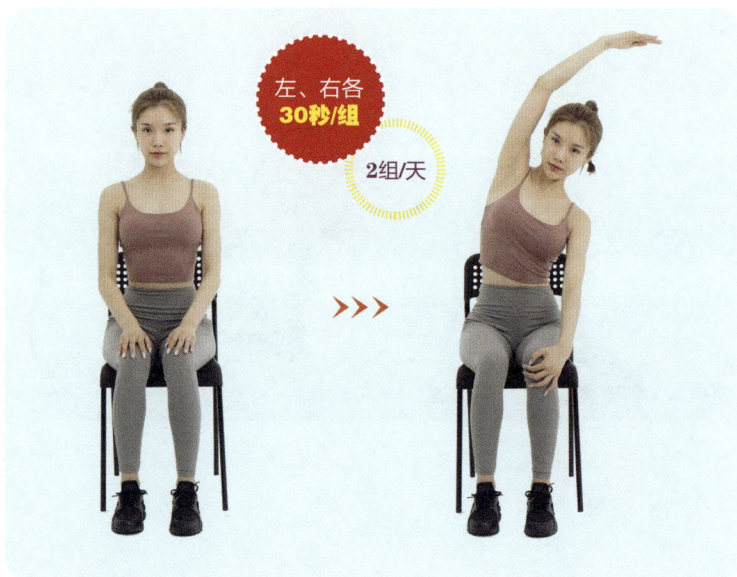

左、右各
30秒/组

2组/天

>>>

注意事项

保持骨盆稳定，拉伸侧手臂尽量向对侧上方延伸，拉伸侧腰背部有牵拉感。

动作益处分析

延展背阔肌。

弹力带 – 站姿后拉练习

1 站姿，双脚距离与肩同宽，双臂伸展，双手分别紧握弹力带两端，弹力带中间固定在面前等高的物体上，保持弹力带有一定张力。

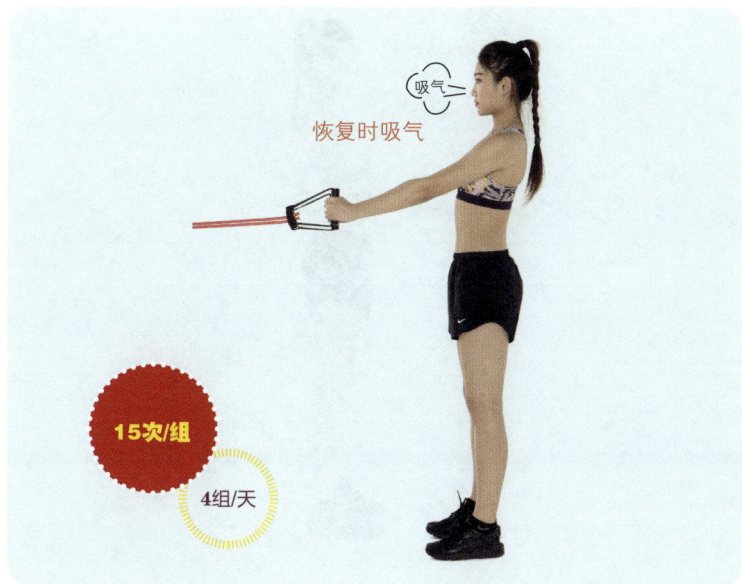

恢复时吸气

吸气

15次/组

4组/天

注意事项

骨盆中立位，双臂靠近体侧，保持核心稳定，背部、肩胛骨、手臂按顺序发力牵拉弹力带向后，配合呼吸，避免骨盆前倾。

2 ≫ 保持身体姿势不变，背部发力，双臂向后拉伸弹力带至双手到达腰部两侧的位置。回到起始姿势。重复动作至规定次数。

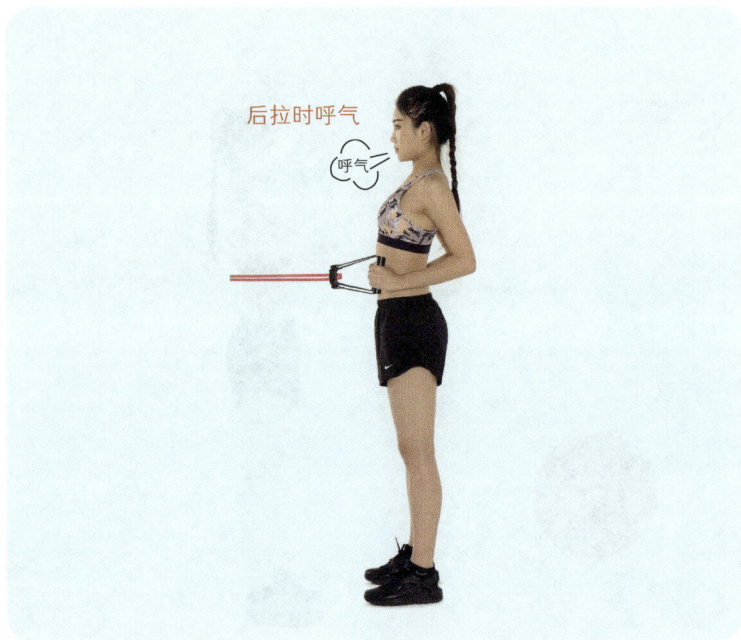

后拉时呼气

呼气

动作益处分析

激活背部肌群。

胸肌拉伸

1 >> 站姿，双脚距离约同肩宽。双臂自然下垂，身体挺直。双臂前平举，掌心相对。

2 >> 双臂水平外展至最大幅度，使胸部有牵拉感，保持姿势至规定时间。回到起始姿势。

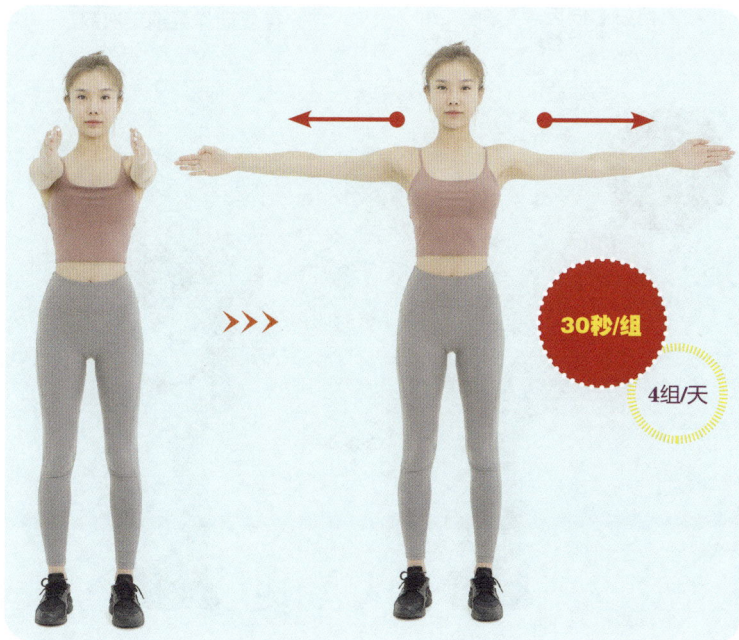

30秒/组

4组/天

注意事项

站姿，保持核心稳定。

\动作益处分析/

拉伸胸肌。

站立位划船

1 》 站姿，双脚距离约同肩宽。屈膝，屈髋，俯身至躯干与地面约呈45°。双臂伸直置于肩部正下方，握拳且拳心向后。

2 》 躯干挺直，肩胛骨紧收，双前臂紧贴于身体两侧。手臂发力，肘关节屈曲至上腹部高度，同时前臂外旋至掌心相对。然后回到起始姿势。重复动作至规定次数。

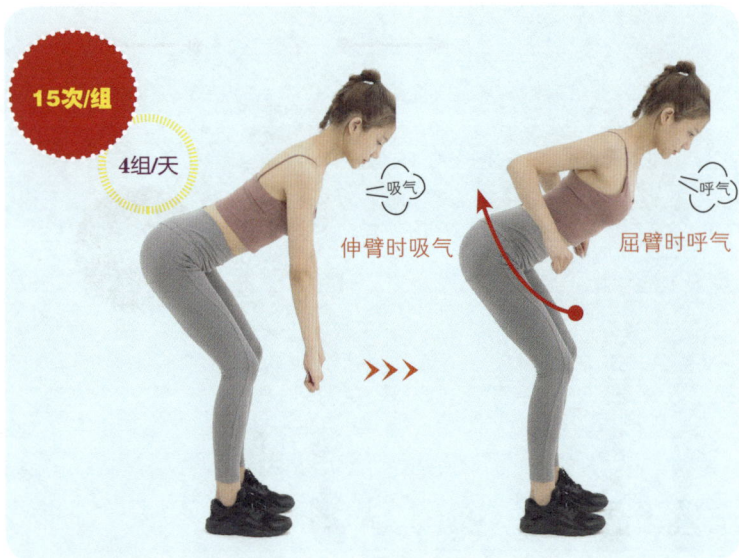

15次/组

4组/天

伸臂时吸气

吸气

屈臂时呼气

呼气

注意事项

保持核心稳定，手臂屈肘后伸至肘关节超过背部平面，感受背部发力感，避免腰部过度伸展代偿，保持双前臂贴紧体侧。

动作益处分析

提升背部肌肉力量。

腰方肌放松

1 ≫ 仰卧姿，双臂向外伸展，双腿**屈膝屈髋**，双脚靠近身体，将筋膜球放置于一侧腰方肌与垫子之间。

2 ≫ 身体**向筋膜球一侧转动施加压力**。重复动作至规定时间。回到起始姿势，换另一侧做同样动作。

左、右各
30秒/组

2组/天

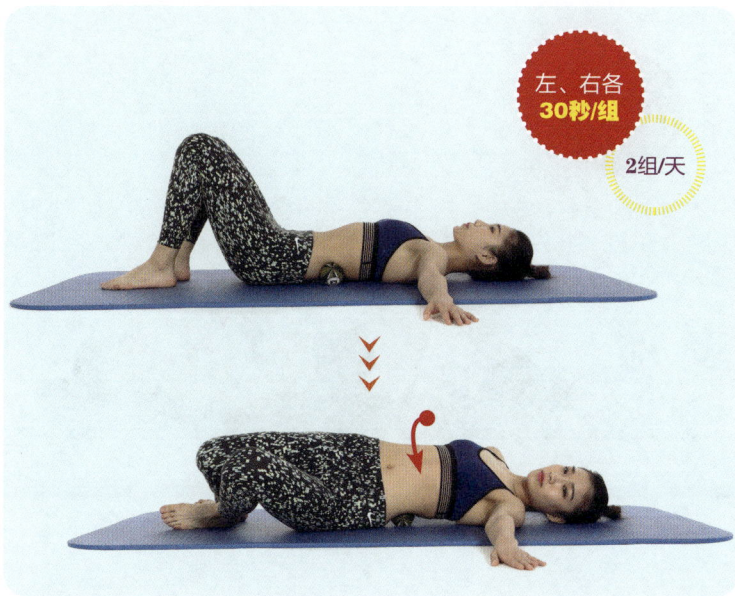

注意事项

将筋膜球置于腰方肌处进行放松，身体向筋膜球一侧转动，感受该侧腰方肌的牵拉感。

\动作益处分析/

放松腰方肌。

哑铃卷腹

1 ≫ 仰卧姿，双腿屈膝，全脚掌撑地。双手持一哑铃轻贴胸前。

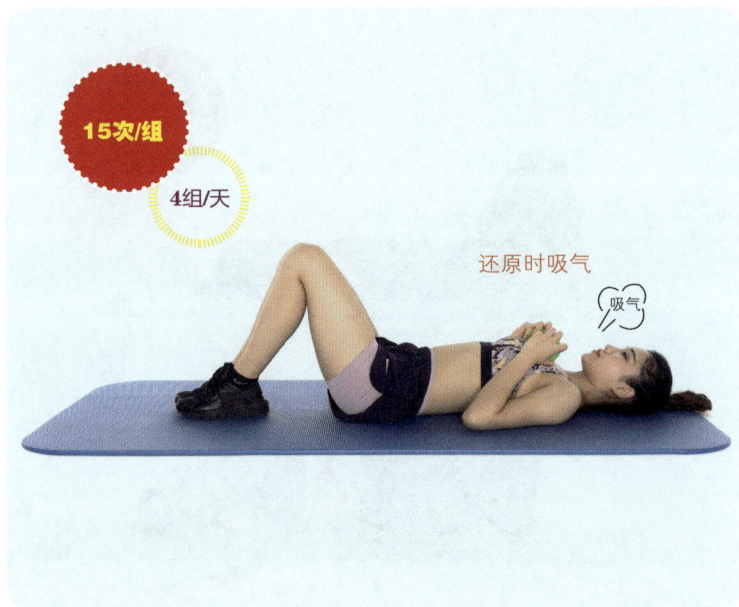

15次/组

4组/天

还原时吸气

吸气

注意事项

屈髋屈膝仰卧，保持背部贴紧垫面；收下颌，上身抬起后再缓慢下放，感受腹肌发力感，避免腰部过度发力。

2 » 腹部发力卷腹让背部完全离开垫面。停留一会儿，回到起始位置。重复动作至规定次数。

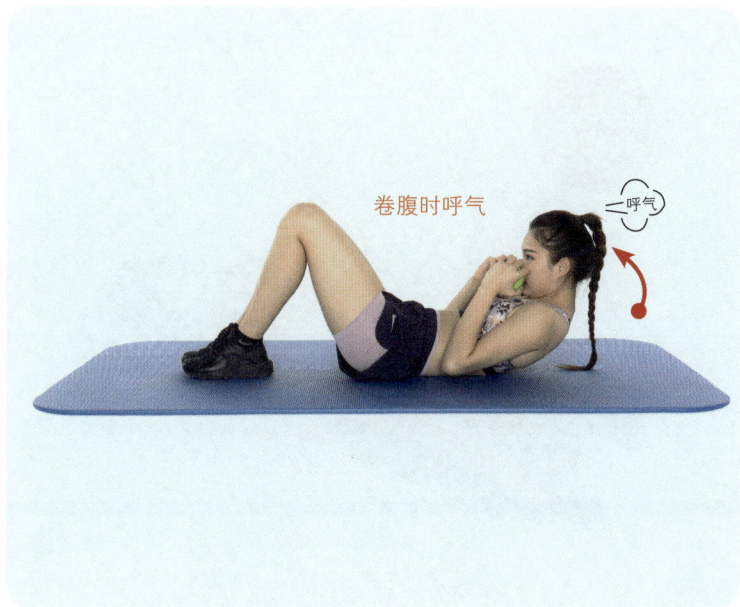

卷腹时呼气　　呼气

动作益处分析

激活核心肌群。

俯卧背起练习

1 ≫ 俯卧姿，双臂伸直，双手握拳，自然放于身体两侧。

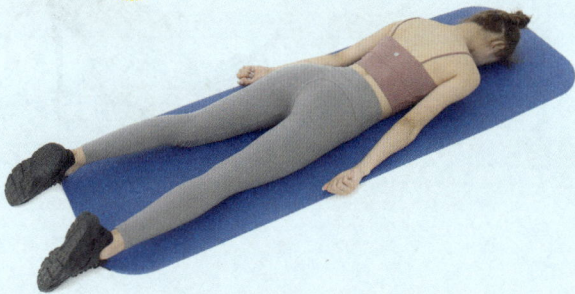

左、右各
15次/组
4组/天

注意事项

俯卧位，骨盆微微后倾，收下颌，保持躯干稳定，腰背部肌肉发力带动躯干抬离垫面或保持躯干姿势，交替出拳。

2 ≫ 双手收于胸部两侧，挺身、伸髋，双脚抬离地面，使身体呈背弓姿势。躯干保持稳定，背部收紧，双手交替向前出拳，手臂交替伸直。重复动作至规定次数。

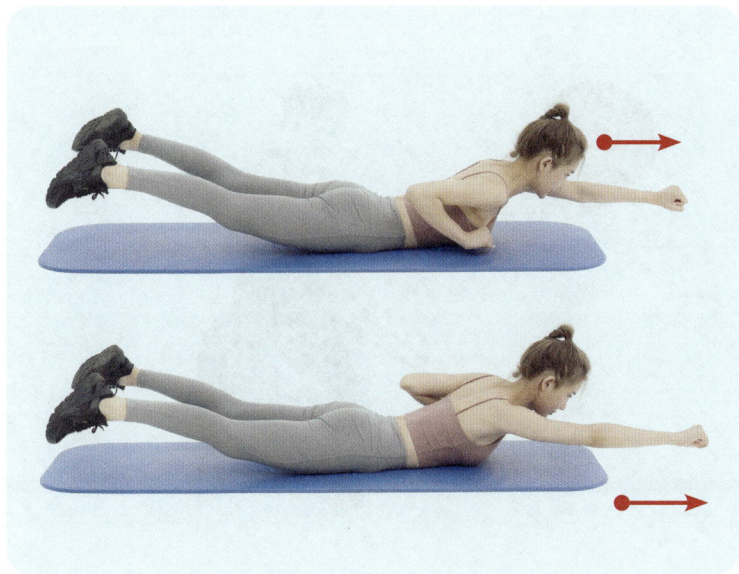

动作益处分析

激活腰背部肌群。

弹力带 – 坐姿划船练习

1》 坐在瑞士球上，双脚支撑于地面，躯干向一侧旋转，双手握弹力带两端。

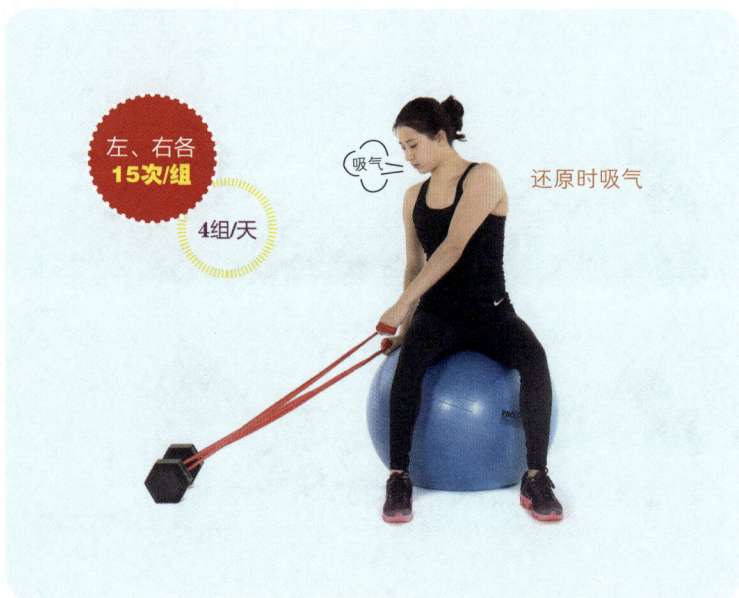

左、右各
15次/组

4组/天

吸气

还原时吸气

注意事项

骨盆中立位，保持核心稳定，按照背部、肩胛骨、手臂发力的顺序牵拉弹力带向后，配合呼吸，避免骨盆前倾。

2 ≫ 腹部发力，一只手臂保持不动，另一只手拉弹力带至对侧腹部，同时胸部快速转向对侧。重复动作至规定次数，换另一侧做同样动作。

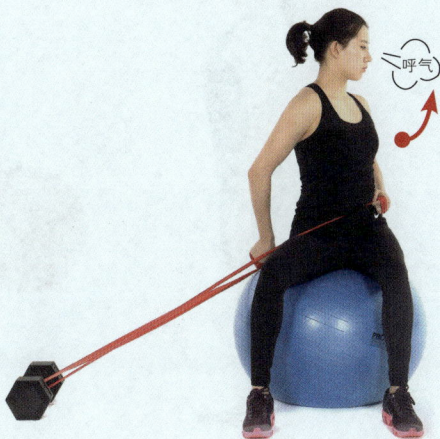

躯干旋转时呼气

呼气

动作益处分析

激活腰背部肌群。

骨盆前后倾练习

1 》 站姿，双脚距离约同肩宽。臀部收紧，挺胸抬头，目视前方，下
颌收紧，双臂自然下垂。

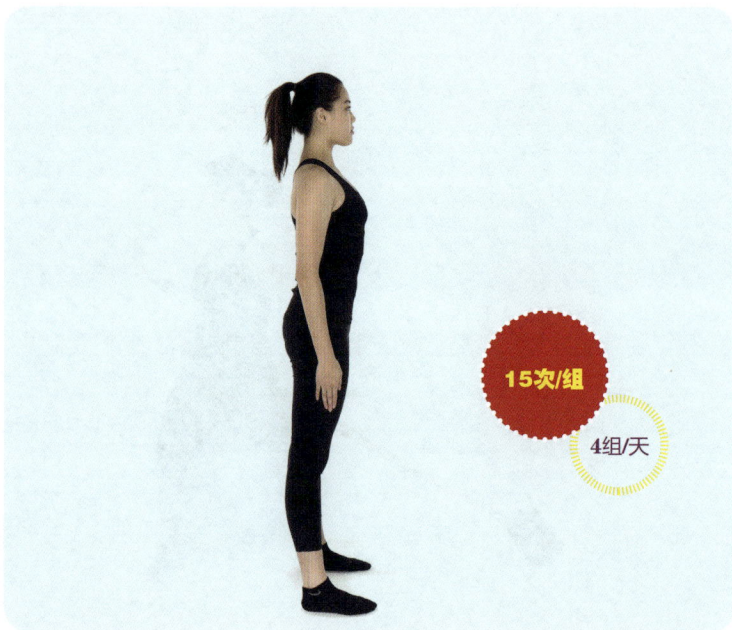

15次/组

4组/天

注意事项

站立位，肩背、腰部、下肢放松，通过腹部肌肉发力带动骨盆缓慢前后
倾，感受下腹肌、盆底肌、臀肌发力感。

2 ≫ 双膝微屈，双手扶于腰侧，骨盆向前倾斜至下腹肌、盆底肌、臀肌有一定程度的牵拉感，保持姿势3~5秒；骨盆再向后倾斜至目标肌肉有一定程度的牵拉感，保持姿势3~5秒。回到起始姿势，重复动作至规定次数。

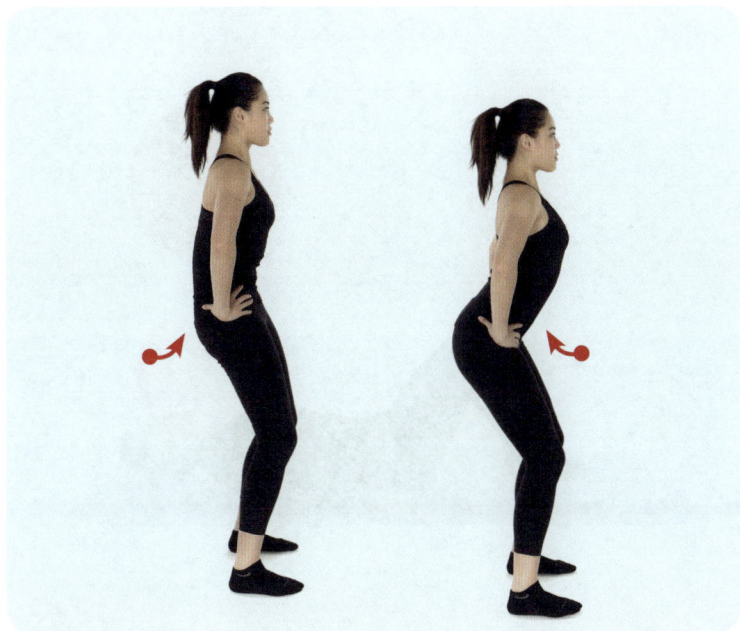

动作益处分析

激活骨盆前后倾控制肌群。

反向卷腹练习

1 》 仰卧姿，双腿屈膝，双膝间放置一个哑铃并夹紧，全脚掌撑地。双臂稍稍外展，掌心向下。

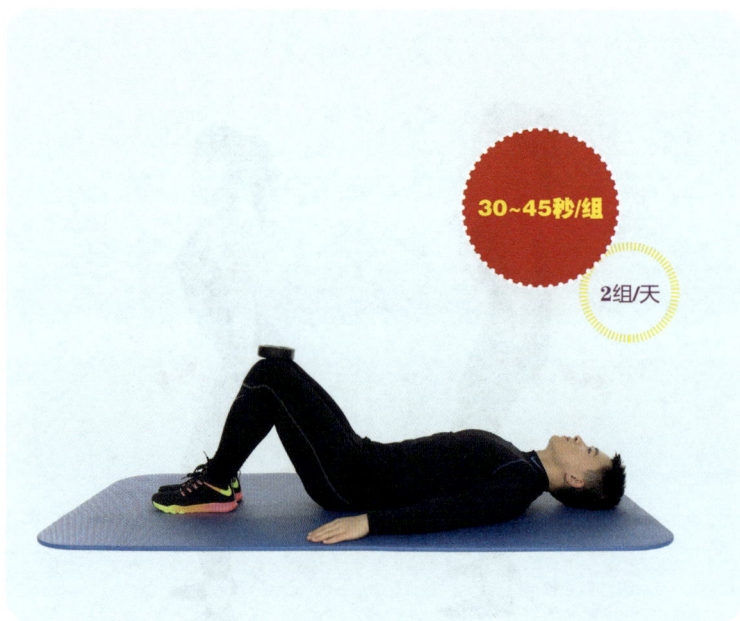

30~45秒/组

2组/天

注意事项

双腿全程夹紧哑铃，核心收紧。大腿垂直于地面时，停留1~2秒。

2 ≫ 腹部肌肉收紧，双腿抬起向腹部方向移动，使大腿垂直于地面，动作停留1~2秒，回到起始姿势。重复动作至规定次数。

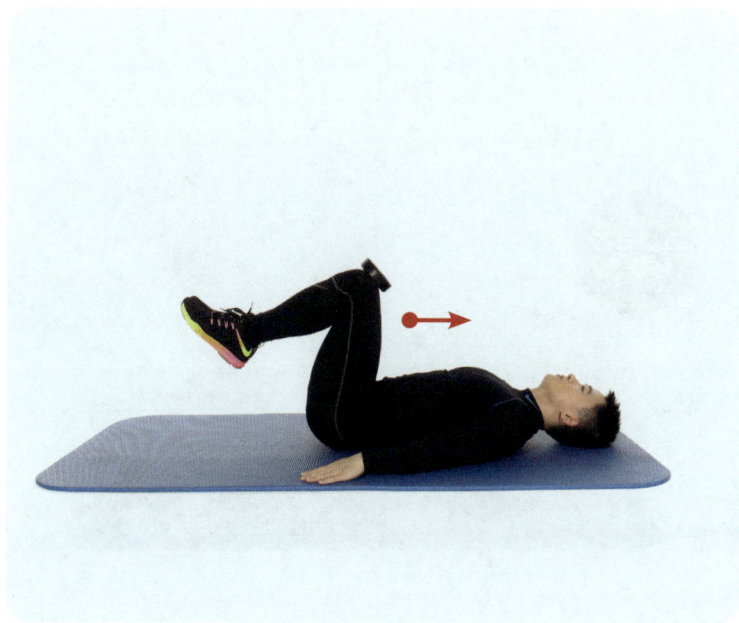

动作益处分析

增加腰腹力量。

肘碰膝卷腹练习

1 仰卧姿，一条腿在矢状面屈髋屈膝，对侧腿屈髋屈膝并且髋关节外展，将脚搭在非外展腿的膝盖上。双手轻扶在头部后侧。

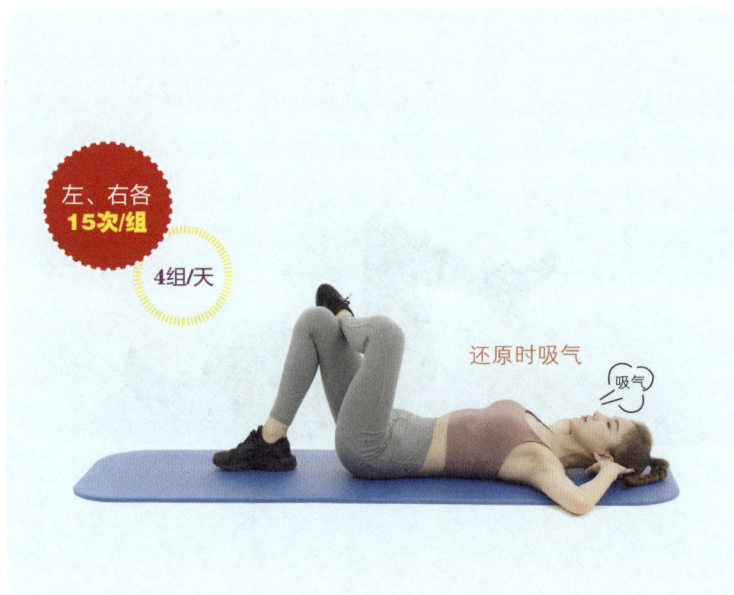

左、右各
15次/组

4组/天

还原时吸气

吸气

注意事项

屈髋屈膝仰卧，手置于脑后，收下颌，保持核心稳定，腹肌发力将躯干卷起并使手肘与膝关节碰触，然后有控制地返回，避免腰部过度发力。

2 ≫ 腹肌发力卷腹，带动肩部及上肢向腿部移动，同时躯干向外展腿的一侧旋转，使非外展腿侧的肘部触碰外展腿的膝盖，动作停留1~2秒，回到起始姿势。重复动作至规定次数，换另一侧做同样动作。

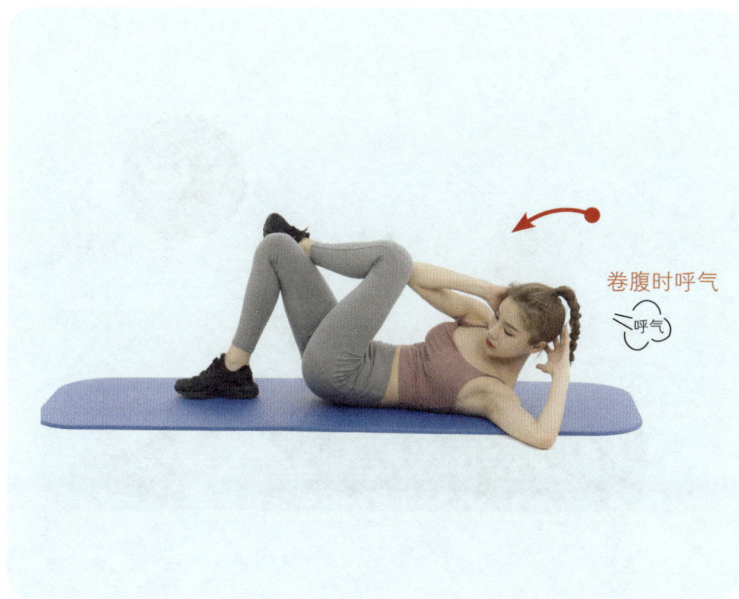

卷腹时呼气

呼气

／动作益处分析＼

激活腹肌，促进代谢。

卷腹练习

1 >> 仰卧姿，屈膝，屈髋，双脚分开，背部紧贴地面，双手交叉，双臂伸直上举至垂直于地面。

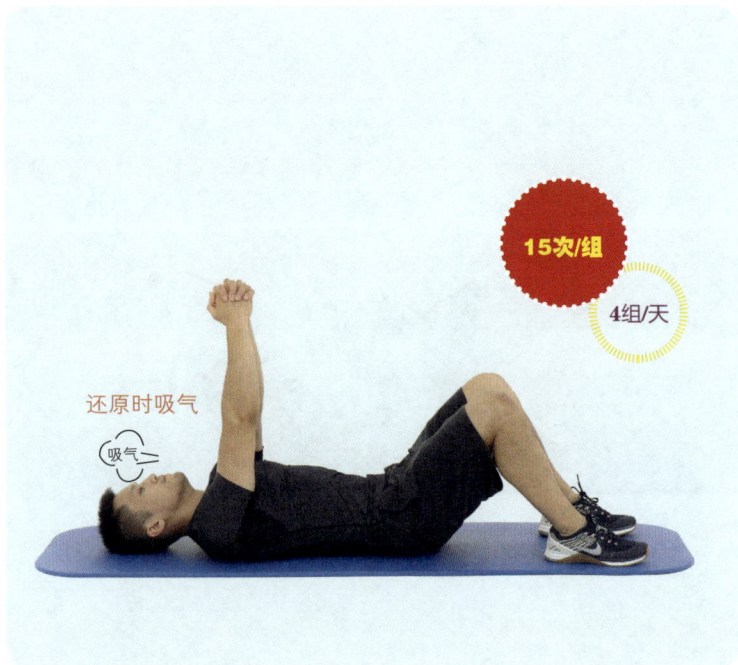

还原时吸气

吸气

15次/组

4组/天

注意事项

卷腹时，下颌收紧，背部缓慢离开垫面。脊柱循序活动，感受腹肌发力感，避免腰部过度发力。

2 ≫ 腹部肌肉发力，带动上身缓慢离开垫面，动作停留1~2秒，回到起始姿势。重复动作至规定次数。

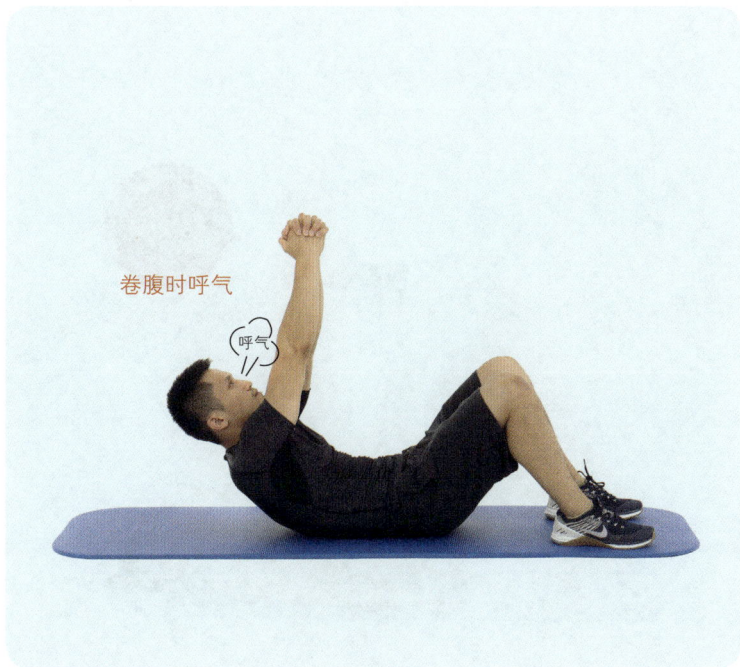

卷腹时呼气

呼气

╲动作益处分析╱

激活核心肌群。

开合举腿

1 >> 仰卧姿，双臂自然放于身体两侧。腹部肌群持续发力，屈髋直膝举腿至与地面垂直。

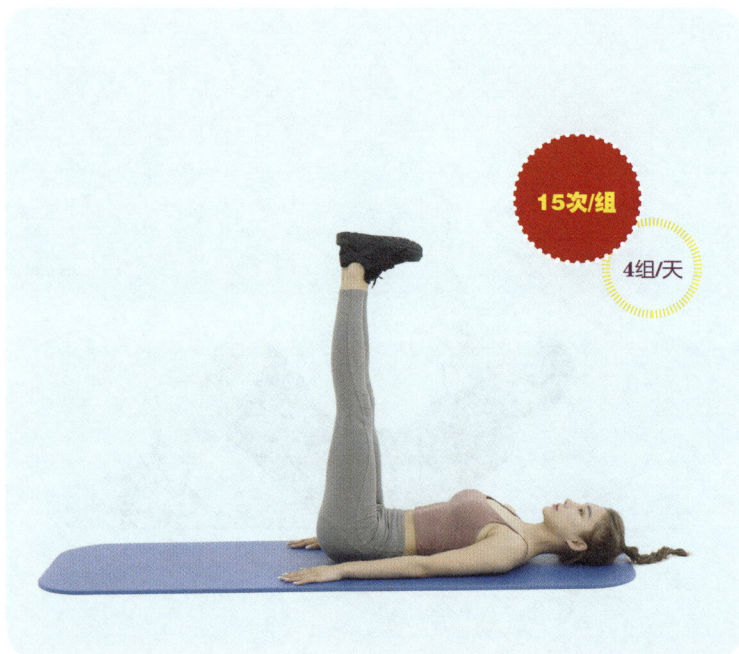

15次/组

4组/天

注意事项

仰卧，保持腰部紧贴垫面。可将双手置于腰背部凹陷位置，腰背部紧压手掌，屈髋使双腿做缓慢开合练习。

2 ≫ 双腿缓慢下落至与地面呈45度，双腿同时外展至最大幅度，再同时内收回原来位置。重复动作至规定次数。

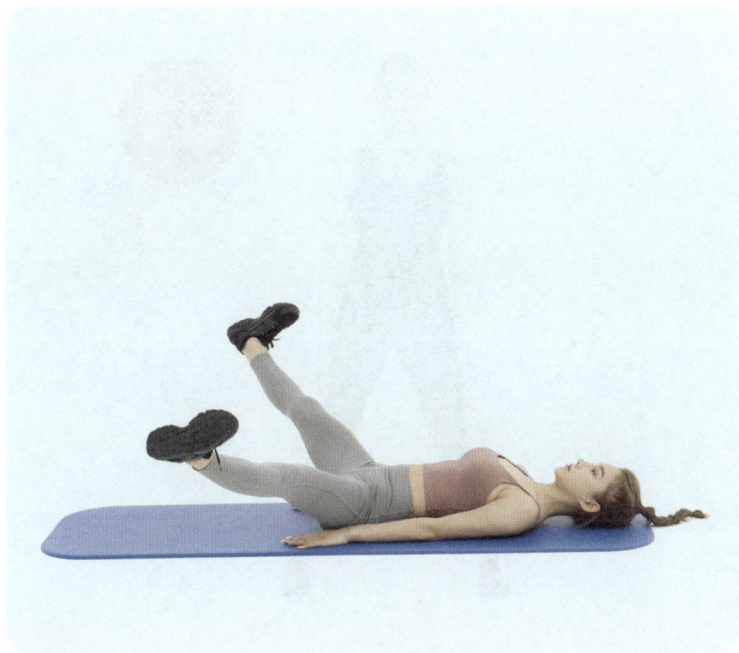

\动作益处分析/

收紧腹部肌肉。

站立躯干屈肌拉伸

1 ≫ 站姿，双脚距离大于肩宽。

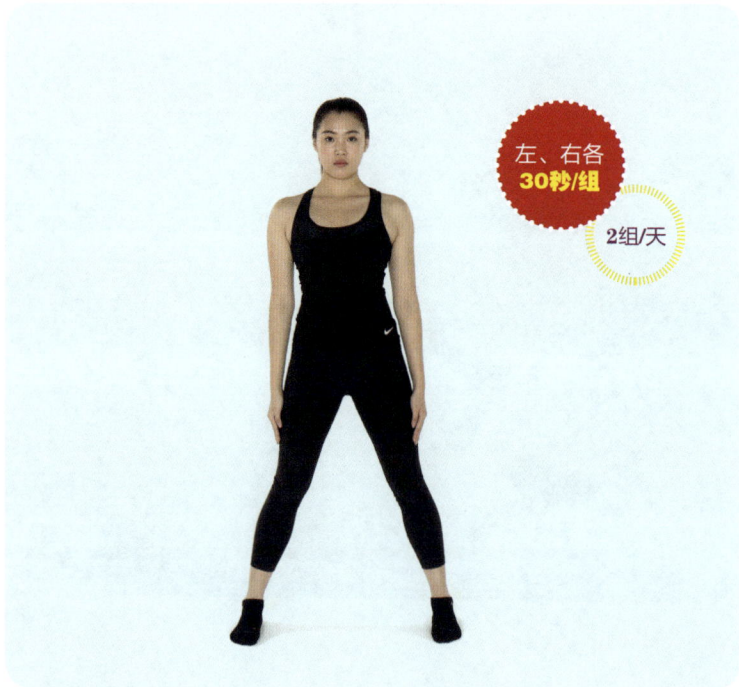

左、右各
30秒/组
2组/天

注意事项

双脚开立，一侧手臂侧倾，带动身体向一侧弯曲，感受躯干屈肌的牵拉感，配合呼吸。

2 ≫ 左臂扶左腿，右臂伸过头顶，向左倾斜至躯干右侧肌肉有中等程度的牵拉感。回到起始姿势，换另一侧做同样动作。

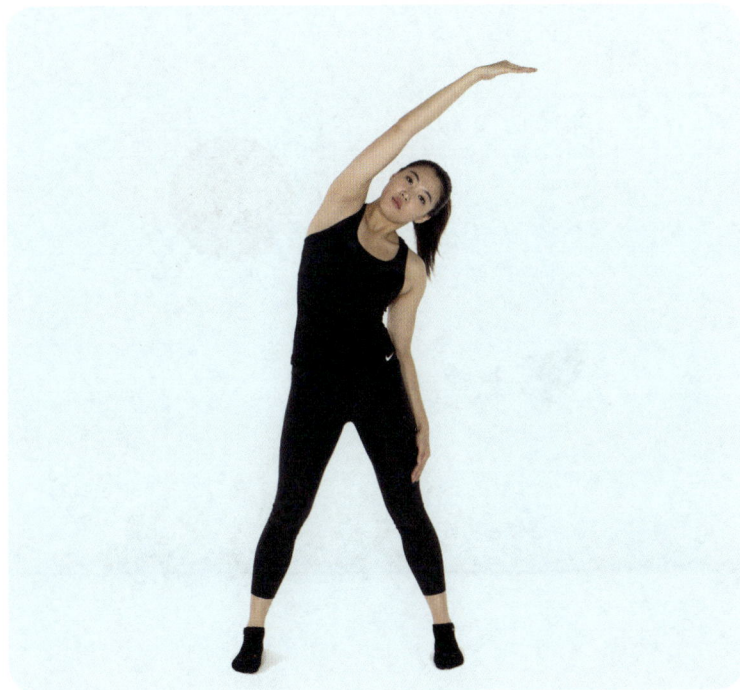

\动作益处分析/

拉伸躯干屈肌。

屈膝卷腹练习

1》 仰卧姿，双腿并拢，屈膝，屈髋，小腿与地面平行，大腿与地面垂直，双臂在胸前交叉摸对侧肩。

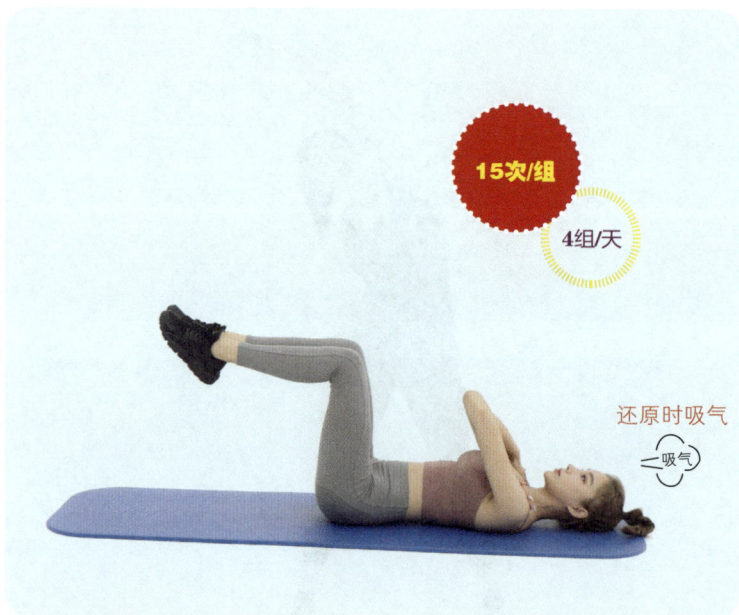

15次/组

4组/天

还原时吸气

吸气

注意事项

屈髋屈膝，收下颌，保持核心稳定。腹肌发力将躯干卷起，然后有控制地返回，避免腰部过度发力。

2 ≫ 腹肌发力，上身抬离垫面，向大腿移动，同时呼气。回到起始姿势。重复动作至规定次数。

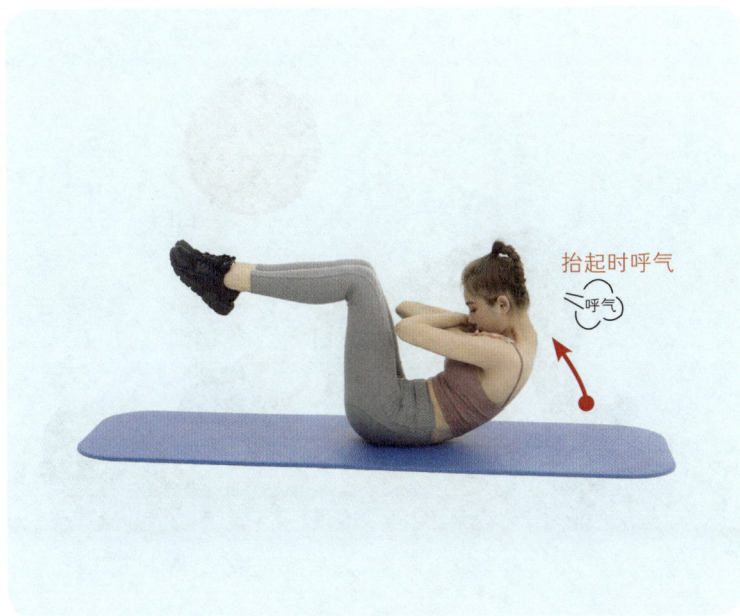

抬起时呼气

呼气

\动作益处分析/

提升腹部肌肉力量。

仰卧姿，双臂自然放于身体两侧，屈髋屈膝，脚尖勾起。臀部收紧抬起，直至肩、躯干、髋和膝在一条直线上。保持姿势至规定时间。回到起始姿势。

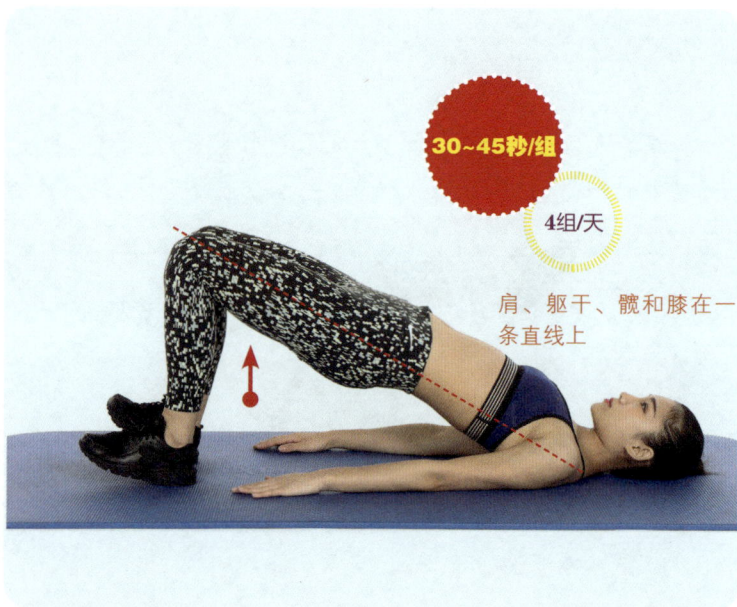

30~45秒/组

4组/天

肩、躯干、髋和膝在一条直线上

注意事项

仰卧屈膝位，保持躯干稳定，臀部发力，伸髋将躯干腹面打开至身体成一平面，保持呼吸，感受臀部及大腿后侧肌群发力。

动作益处分析

激活臀肌。

髂腰肌拉伸

1》 侧卧姿，下侧腿屈膝、屈髋90度，头部枕于该侧手臂，上侧腿膝关节屈曲，踝关节套在拉伸绳中间，双手握拉伸绳两端。

左、右各
30秒/组

2组/天

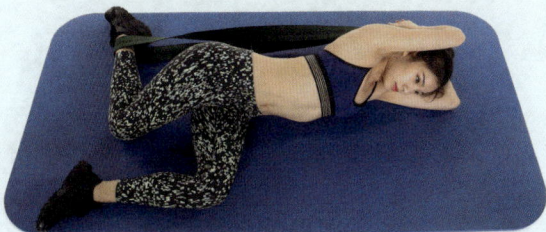

注意事项

保持骨盆中立位，通过拉动上侧腿来感受髋关节的伸展、髂腰肌的牵拉感，配合呼吸。

2 ≫ 躯干保持挺直，双手向头顶上方拉绳，直至髋部前侧有牵拉感，保持姿势至规定时间。回到起始姿势，换另一侧做同样动作。

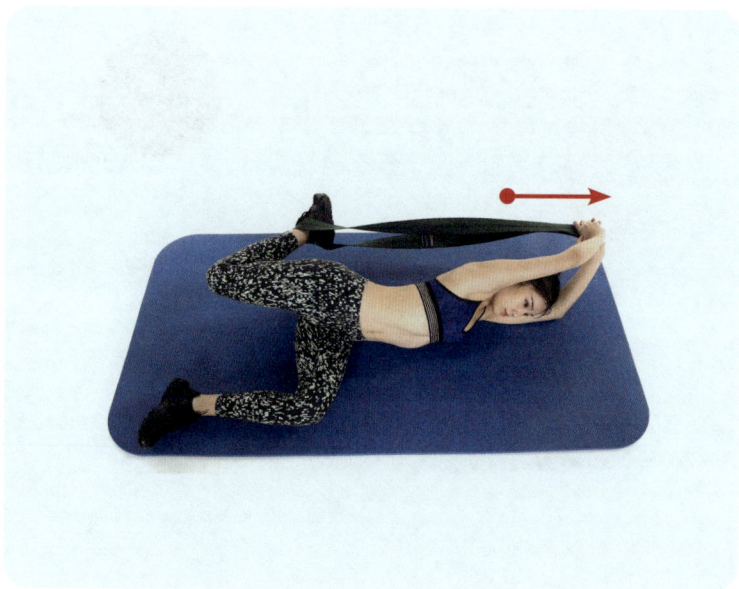

动作益处分析

延展髂腰肌。

辅助屈髋肌群拉伸

1 ≫ 站姿。双脚靠拢站立，手扶墙壁或其他固定物。

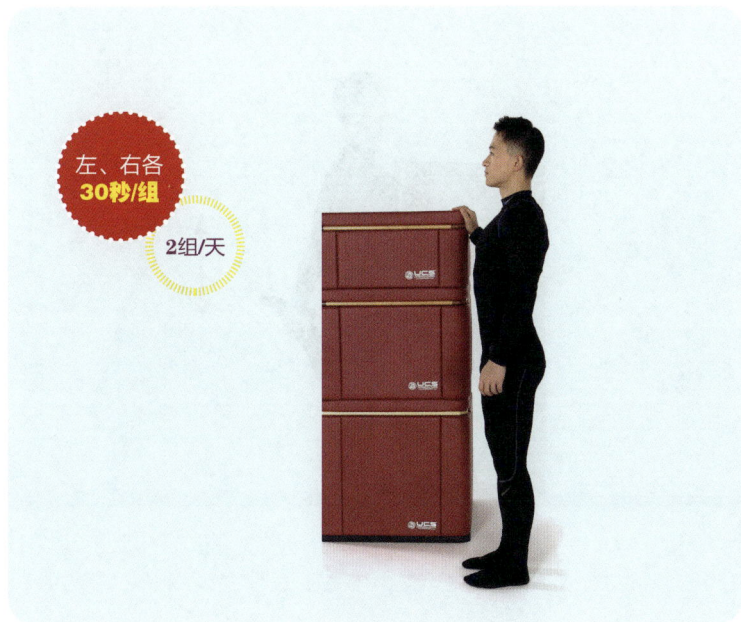

左、右各
30秒/组

2组/天

注意事项

后脚抬高时保持骨盆中立位、核心稳定，通过骨盆整体向前推动，感受抬腿侧髋关节前侧及大腿前侧肌群牵拉感，配合呼吸。

2 ≫ 一侧腿屈膝，同侧手抓住脚踝，最大限度地将足跟拉向臀部，至抬腿侧髋关节前侧及大腿前侧肌群有一定程度的牵拉感，保持姿势至规定时间。回到起始姿势，换另一侧做同样动作。

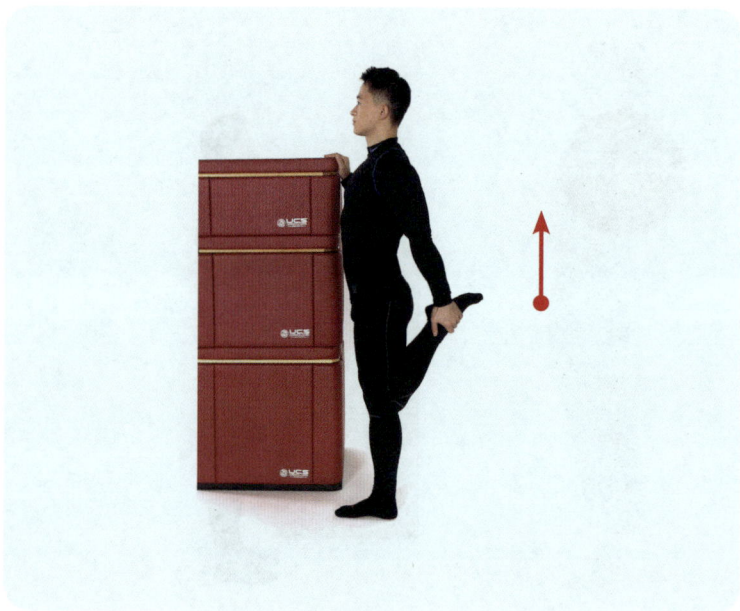

动作益处分析

延展屈髋肌群，放松股四头肌。

抱膝臀肌拉伸

1 » 站姿，双脚并拢站立，目视前方，双臂自然垂于身体两侧。

2 » 双手抱一侧膝关节并拉向胸部，直至臀肌有一定程度的牵拉感，保持姿势至规定时间。回到起始姿势，换另一侧做同样动作。

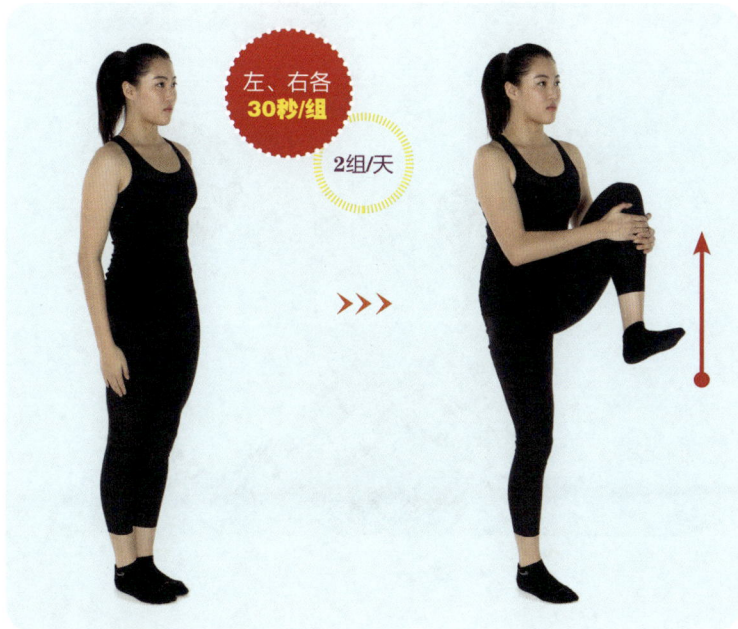

左、右各
30秒/组

2组/天

注意事项

单腿支撑时注意保持核心稳定，通过膝关节的上提感受臀肌的牵拉感。不要弓背。

\动作益处分析/

延展臀肌。

臀肌放松

1 ≫ 坐姿，一条腿伸直，另一条腿屈膝，并把脚放在对侧腿的膝盖外侧。双手手指交叉扶在屈膝腿的膝盖下方。保持身体稳定。

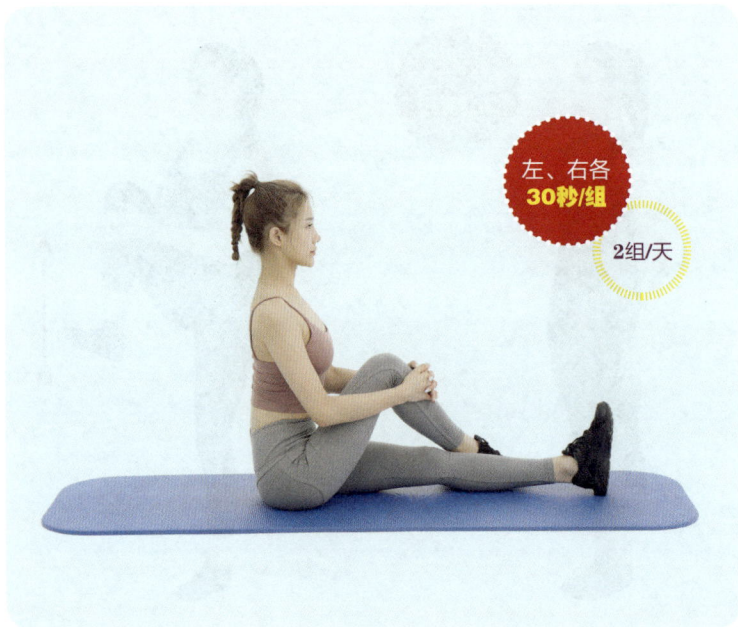

左、右各
30秒/组

2组/天

注意事项

全程保持背部挺直，核心收紧，均匀呼吸。

2 ≫ 双手缓慢用力将被抱住的腿拉向躯干，直至被拉伸的臀部后侧感觉到中等程度或舒适程度的牵拉感，保持该姿势至规定时间。回到起始姿势，换另一侧做同样动作。

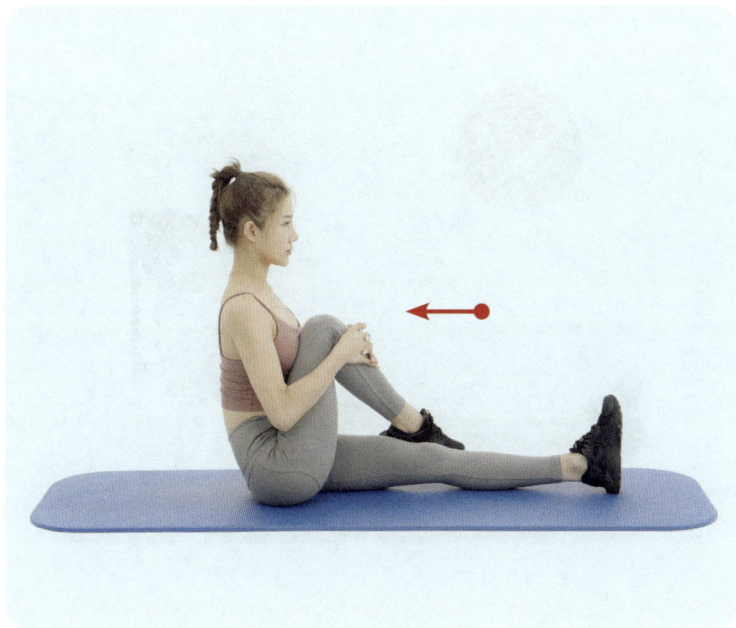

╲动作益处分析╱

放松臀肌。

泡沫轴小腿三头肌放松

1》 仰卧姿，双臂向后伸展支撑起身体，双腿伸展，一侧小腿压于泡沫轴上，另一侧小腿叠放其上。

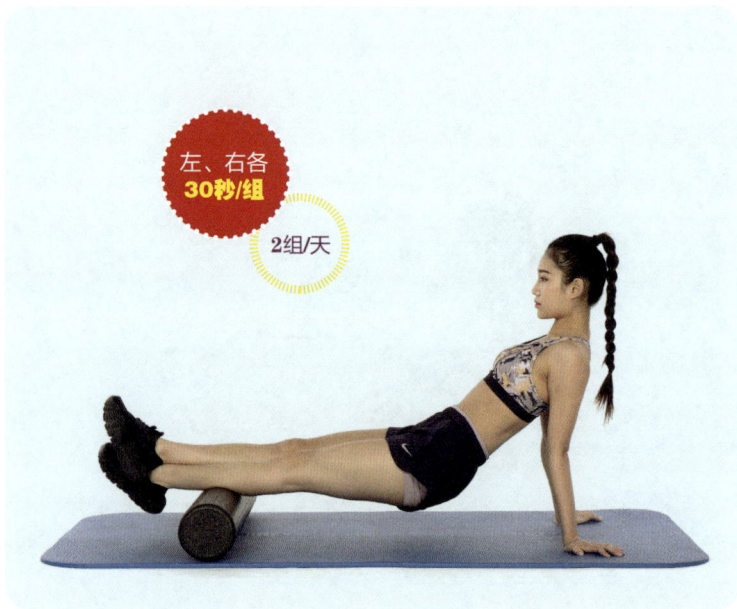

左、右各
30秒/组

2组/天

注意事项

泡沫轴置于单侧小腿下方，另一侧小腿压在放松侧小腿上，通过上肢移动带动小腿在泡沫轴上进行放松。

2 》 身体前后移动，使泡沫轴在小腿处滚动，回到起始位置。滚动至规定的时间，换另一侧做同样动作。

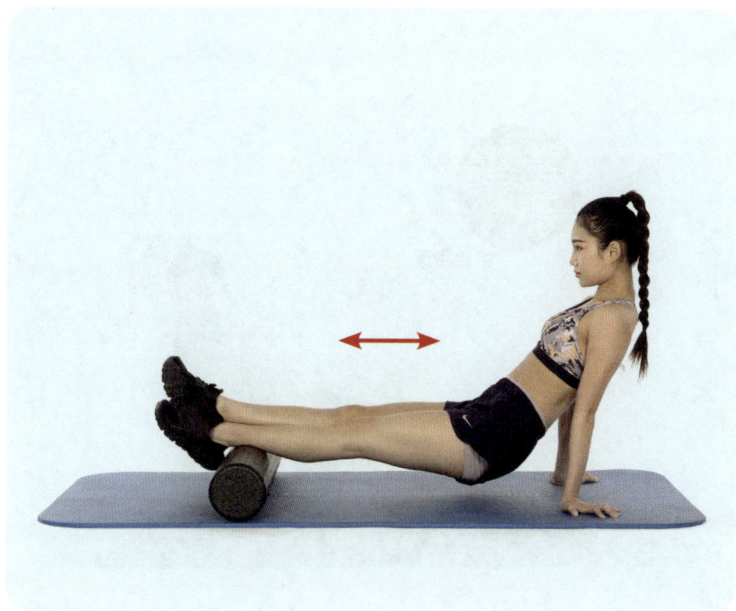

╲动作益处分析╱

放松腓肠肌、比目鱼肌。

泡沫轴髂胫束放松

1》 侧卧姿，**双臂伸展支撑身体**，下侧腿伸展，髂胫束压于泡沫轴上，上侧腿屈曲，**置于下侧腿的前侧，并支撑身体。**

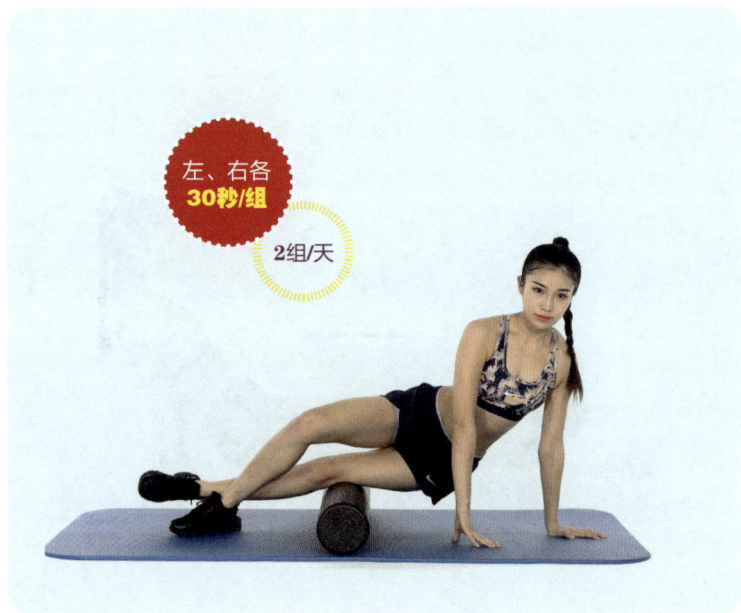

左、右各
30秒/组
2组/天

注意事项

侧卧位，泡沫轴置于大腿外侧，放松侧手臂支撑躯干并带动身体移动，对大腿外侧进行放松。

2 》 身体前后移动，使泡沫轴在髂胫束处滚动，回到起始位置。滚动至规定的时间，换另一侧做同样动作。

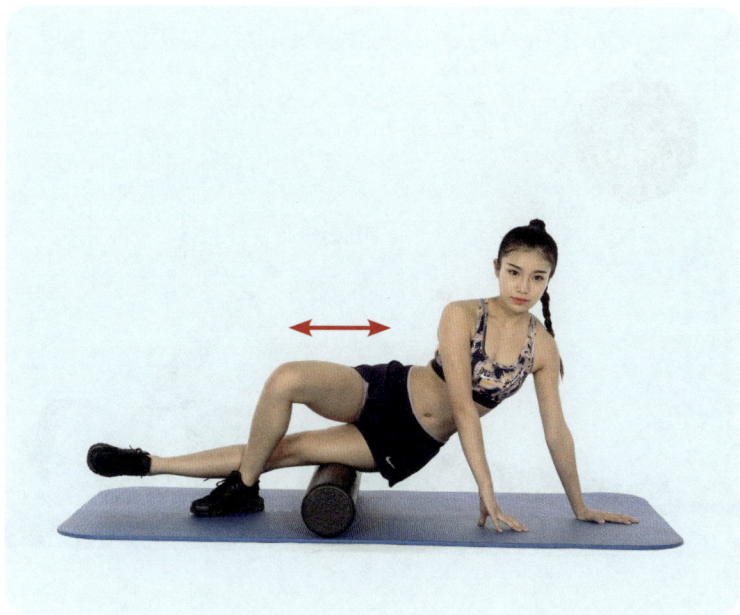

\动作益处分析/

放松髂胫束。

筋膜球下肢内收肌群放松

侧卧姿，头枕瑜伽砖，下侧手臂屈曲，置于瑜伽砖旁，上侧手臂置于胯旁。将筋膜球置于下侧腿的内收肌与瑜伽砖之间，上侧腿向下挤压瑜伽砖。挤压至规定的时间，换另一侧做同样动作。

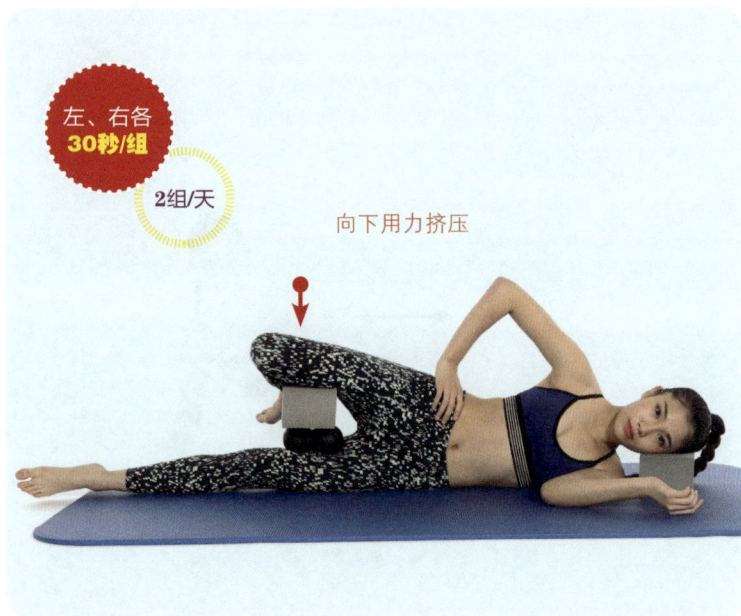

左、右各
30秒/组

2组/天

向下用力挤压

注意事项

将筋膜球置于大腿内侧，通过上侧腿加压对大腿下部内侧肌群进行放松。

动作益处分析

放松内收肌。

筋膜球髂胫束放松

侧卧姿，下侧手臂屈曲，用前臂支撑身体。将筋膜球置于同侧腿的髂胫束与垫子之间。上侧手臂置于胯旁，上侧腿膝部屈曲，脚部支撑身体。压球的腿部前后移动，使球滚动。滚动至规定的时间，换另一侧做同样动作。

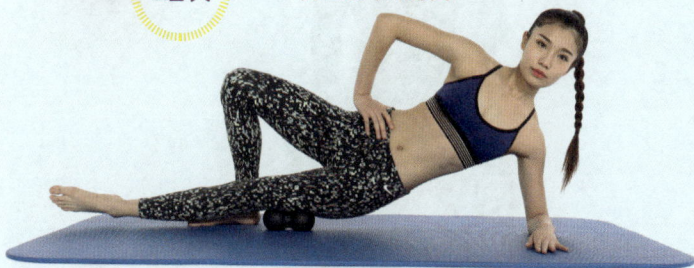

左、右各
30秒/组

2组/天

前后滚动筋膜球

注意事项

侧卧位，筋膜球置于大腿外侧，放松侧手臂支撑躯干并带动身体移动，对大腿外侧进行放松。

动作益处分析

放松髂胫束。

"4" 字形臀肌拉伸

1 》 坐姿，一侧脚交叉放于对侧大腿上，呈 "4" 字形。

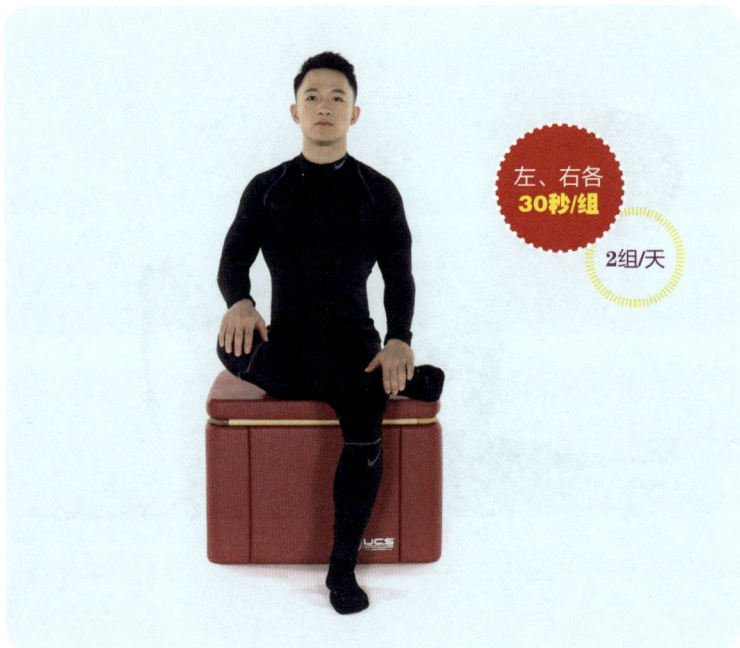

左、右各
30秒/组

2组/天

注意事项

拉伸侧的脚踝固定于对侧大腿上方，双手分别固定于拉伸腿膝关节和脚踝处，躯干前俯，感受拉伸侧臀肌延展感。

2 ≫ 将胸部向双腿方向移动，至臀肌有一定程度的牵拉感，保持姿势至规定时间。回到起始姿势，换另一侧做同样动作。

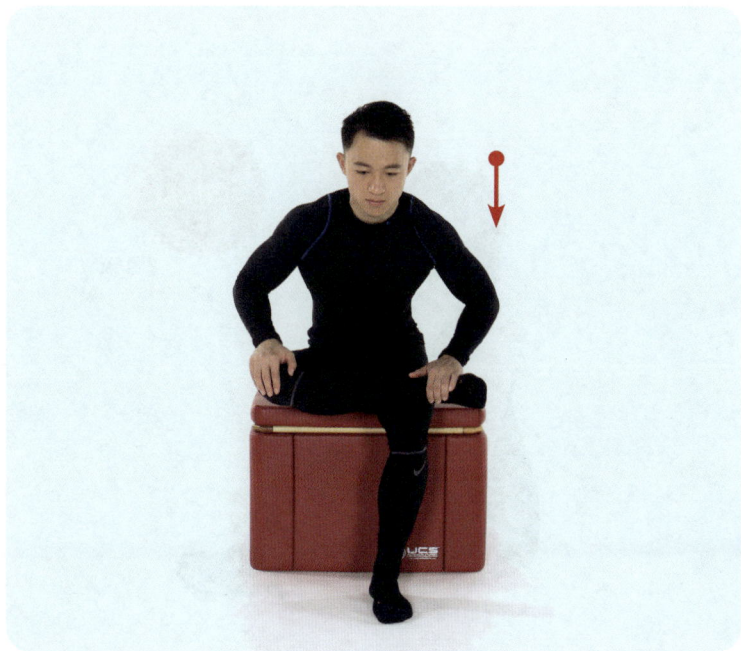

动作益处分析

延展臀肌。

大腿内收肌群拉伸

1 》 坐姿，背部平直，双腿屈膝，双脚脚掌并拢，双手握在踝关节附近，并将前臂分别置于膝关节内侧。

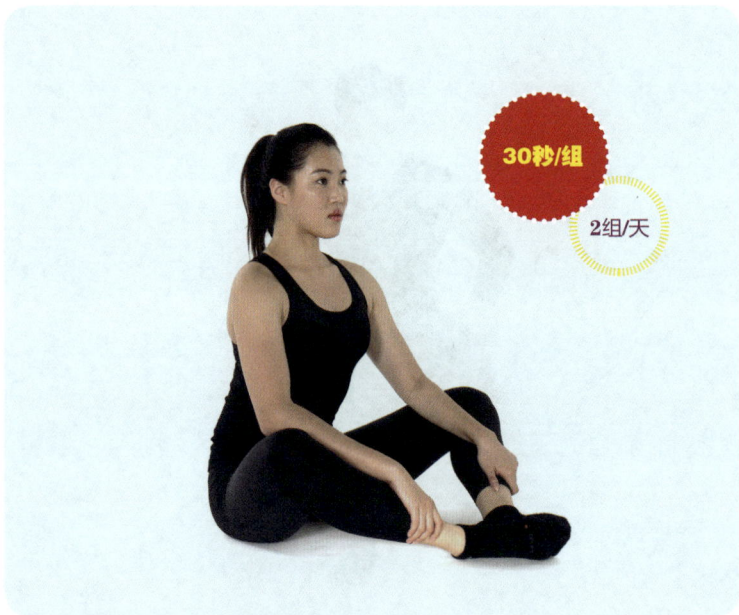

30秒/组

2组/天

注意事项

坐姿，脚掌相贴，尽量靠近身体。肘部顶住双膝内侧向外扩张，身体微前倾，感受大腿内收肌群牵拉感。

2 ≫ 胸部向双腿间前俯，双臂逐渐将大腿推向地板，至大腿内收肌群有一定程度的牵拉感。回到起始姿势，重复动作。

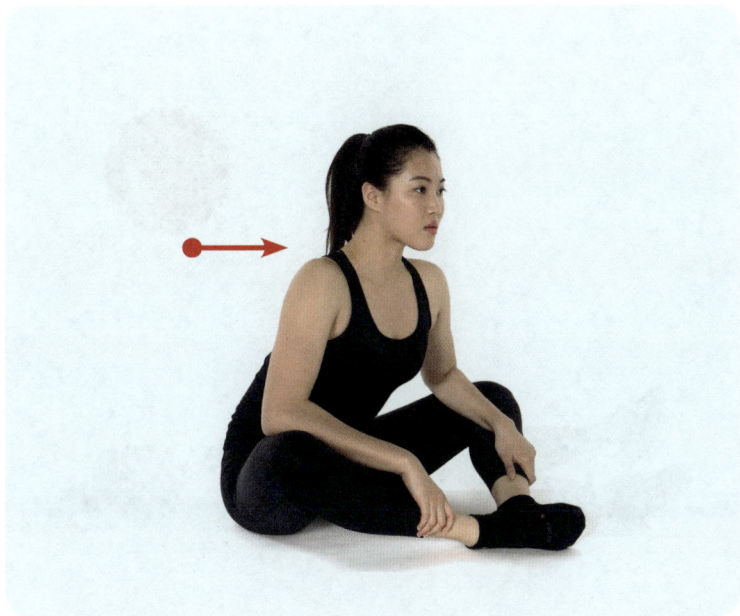

╲动作益处分析╱

延展大腿内收肌群。

臀中肌、髂胫束拉伸

1 ≫ 仰卧姿，拉伸绳一端固定在脚踝，另一端握在双手中，一侧腿悬空，对侧腿内收肌向内斜放。

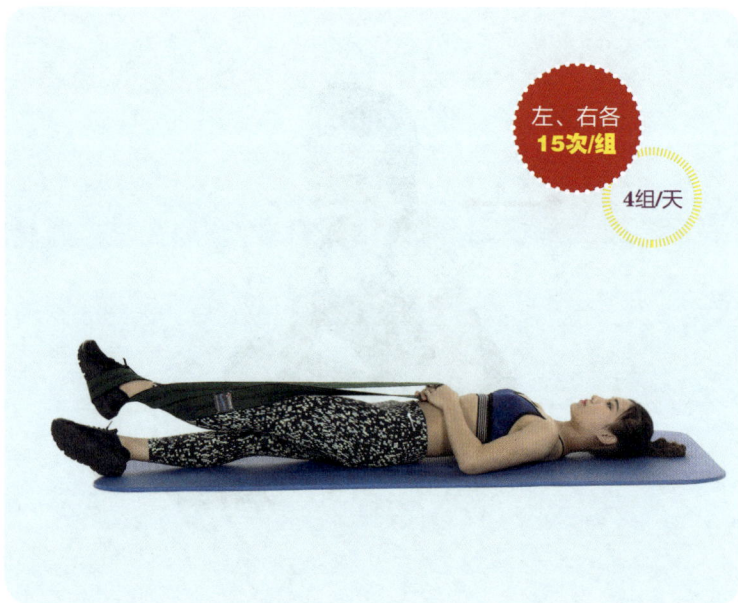

左、右各
15次/组

4组/天

注意事项

被拉伸腿保持伸直，全程保持均匀呼吸。

2 ≫ 将腿向对侧肩关节方向拉伸，感受臀部后侧的牵拉感，保持姿势至规定时间。回到起始姿势，换另一侧做同样动作。

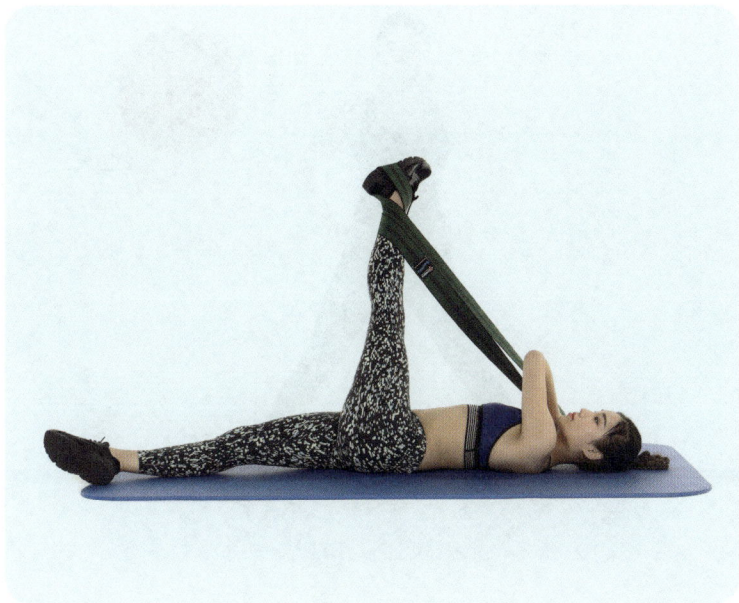

\动作益处分析/

放松臀中肌和髂胫束。

弓步内收肌群拉伸

1》 站姿，双脚距离远大于肩宽，双手扶于腰侧。

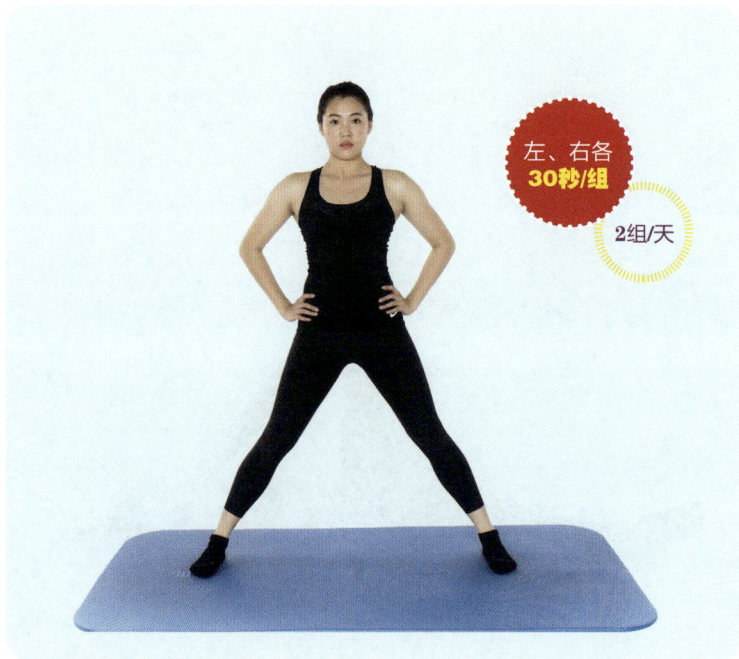

左、右各
30秒/组

2组/天

注意事项

双腿开立，保持核心稳定。向一侧弓步，感受对侧大腿内侧牵拉感。

2 ≫ 保持一侧腿伸直的同时，对侧腿屈膝至大腿内侧有一定程度的牵拉感，保持姿势至规定时间。回到起始姿势，换另一侧做同样动作。

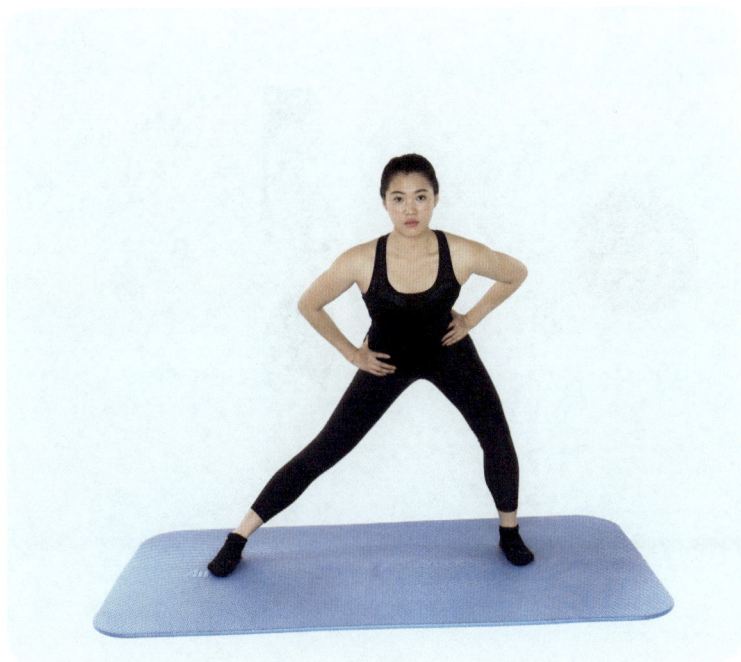

╲动作益处分析╱

延展大腿内收肌群。

弹力带 - 站立位抗阻伸髋练习

1 》 站姿，双脚距离与肩同宽，双手叉腰，将弹力带一端绕过一侧脚的踝关节固定，弹力带另一端固定在脚前等高的其他物体上，保持弹力带有一定张力。

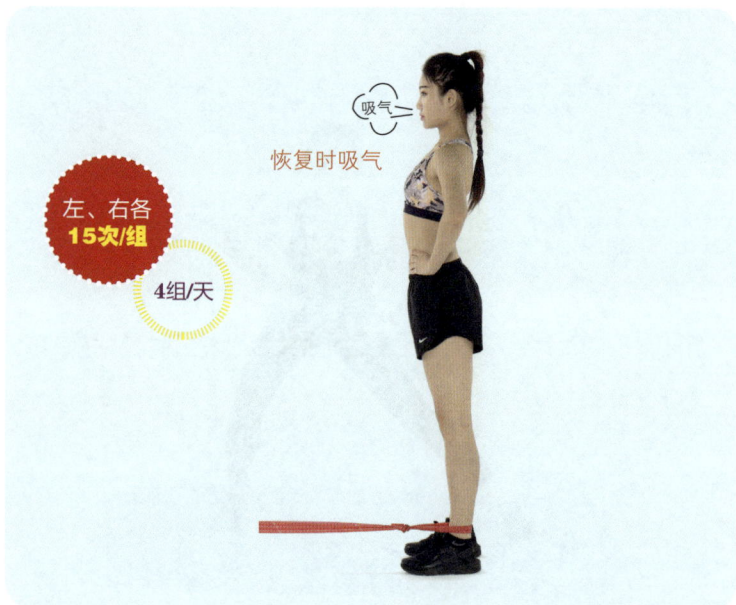

恢复时吸气

吸气

左、右各
15次/组

4组/天

注意事项

单腿支撑，双手可借助外界物体维持稳定。保持核心稳定，对侧腿对抗弹力带阻力向后伸直。避免腰椎过度伸展代偿，感受臀部肌肉发力感。

2 ≫ 臀部与腿部发力，环绕弹力带的腿向后拉伸弹力带至与地面约呈45度，动作停留1~2秒，回到起始姿势。重复动作至规定次数，换另一侧做同样动作。

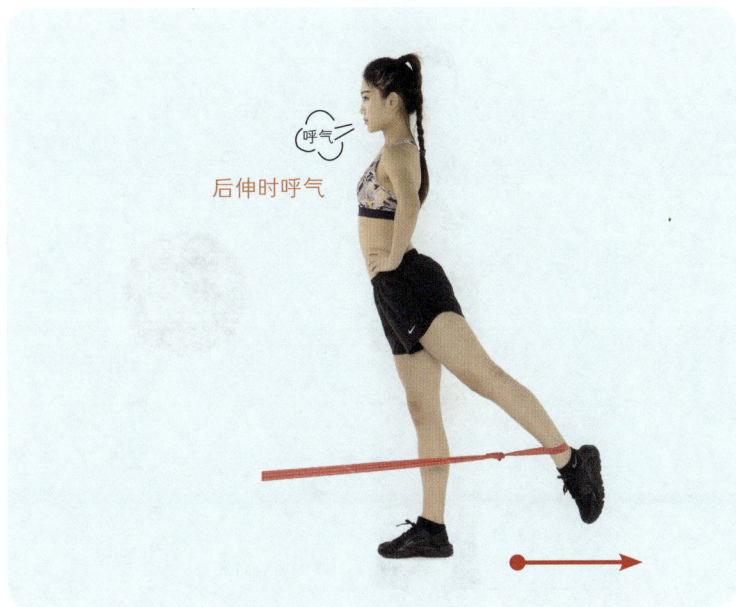

呼气

后伸时呼气

动作益处分析

激活臀大肌。

弹力带 - 站立位抗阻外展练习

1》 站姿，双脚距离与肩同宽，双手叉腰，将弹力带一端绕过一侧脚的踝关节固定，另一侧脚踩住弹力带另一端，保持弹力带有一定张力。

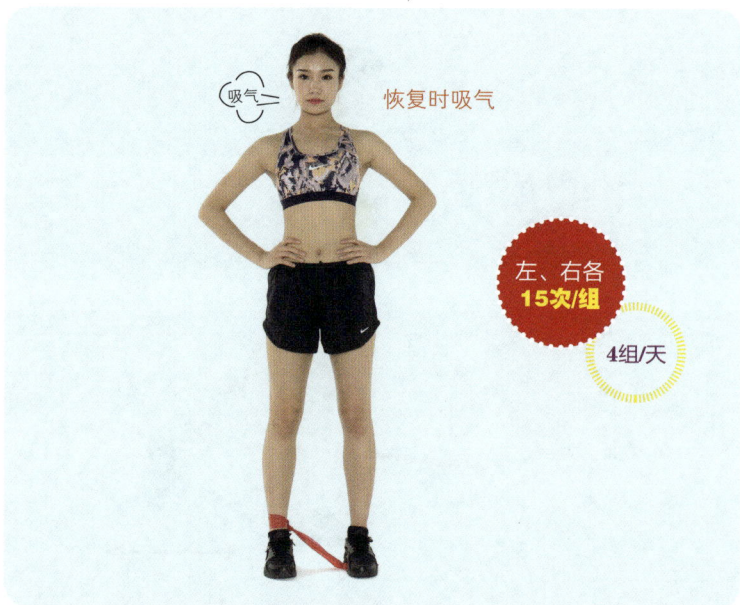

吸气　　恢复时吸气

左、右各
15次/组

4组/天

注意事项

单腿支撑，双手可借助外界物体维持稳定。保持核心稳定，对侧腿对抗弹力带阻力伸直外展。避免骨盆侧倾代偿，感受臀部外侧肌肉发力感。

2 》 保持躯干姿势不变，**臀部发力**，环绕弹力带的腿向体侧拉伸弹力带至腿部**与地面约呈45度**，动作**停留1~2秒**，回到起始姿势。重复动作至规定次数，换另一侧做同样动作。

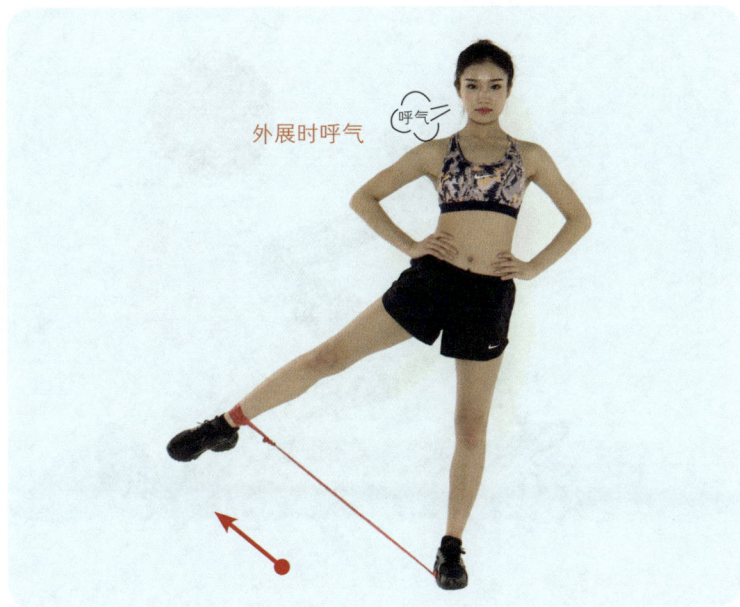

外展时呼气

呼气

╲动作益处分析╱

激活臀中肌。

屈髋练习

仰卧姿，双臂自然放于身体两侧，屈髋屈膝，脚尖勾起。臀部收紧抬起，直至肩、躯干、髋和膝在一条直线上。维持身体稳定的同时，一侧腿屈髋抬起至大腿与躯干垂直，回到起始姿势。重复动作至规定次数，换另一侧做同样动作。

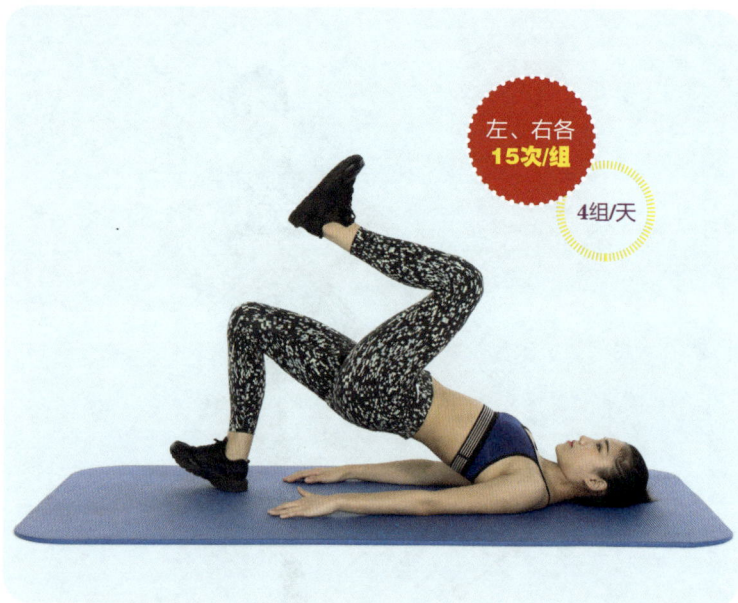

左、右各
15次/组

4组/天

注意事项

双脚支撑成臀桥标准姿势，保持核心稳定。单侧腿屈髋提膝抬至大腿与躯干垂直，另一侧腿撑地，避免骨盆前后倾或侧倾代偿。

动作益处分析

激活屈髋肌群。

屈髋肌群拉伸

1 》 双脚并拢站立，脚尖向前，背部平直，双臂自然垂于身体两侧。

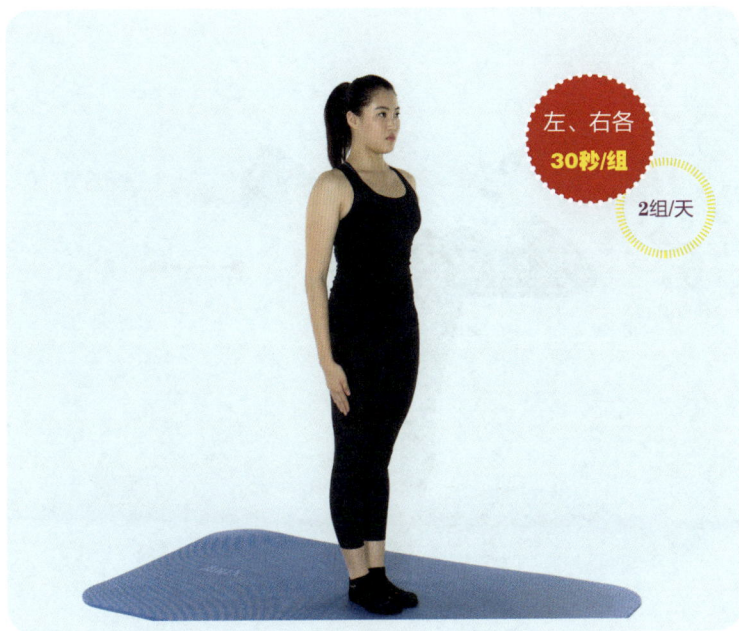

左、右各
30秒/组
2组/天

注意事项
保持骨盆中立位、核心稳定，配合呼吸。

2 ≫ 右腿向后屈膝，右手抓住脚踝，向前俯身的同时左手向前伸展至抬腿侧髋关节前侧及大腿前侧肌群有一定程度的牵拉感，保持姿势至规定时间。回到起始姿势，换另一侧做同样动作。

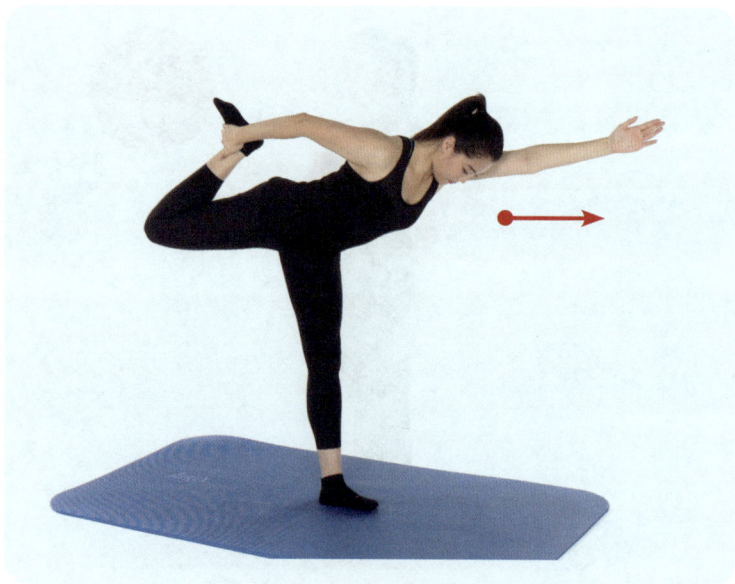

动作益处分析

拉伸屈髋肌群。

壶铃摇摆

1 》 站姿，双脚距离略大于肩宽，双手于体前握一只壶铃。屈髋屈膝，下蹲，躯干前倾，同时双手握住壶铃经双腿之间向后摆动。

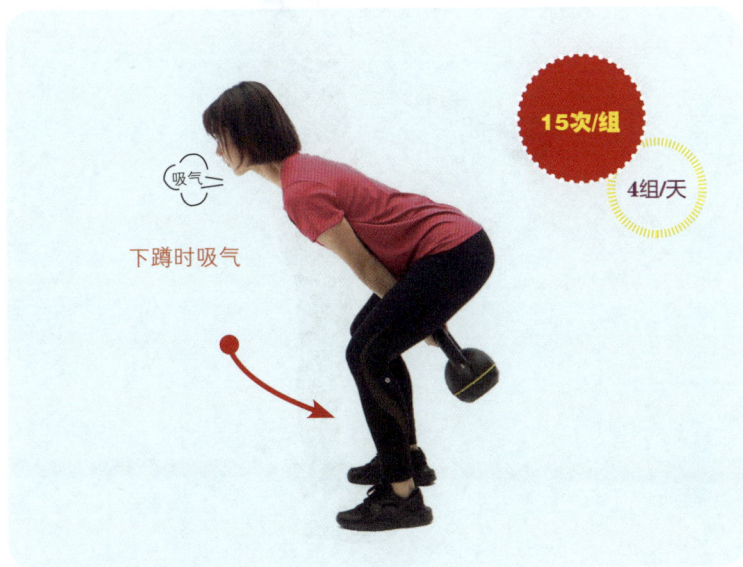

吸气

下蹲时吸气

15次/组

4组/天

注意事项

保持核心稳定，背部平直。屈髋后坐至臀部及大腿后侧有牵拉感时夹臀伸髋，带动下肢蹬伸站直，手持重物惯性前摆，配合呼气。

2 ≫ 伸髋，伸膝，身体恢复直立，同时双手握住壶铃向身体前方摆动。之后，将壶铃向后甩摆，进行下一次动作。重复动作至规定次数。

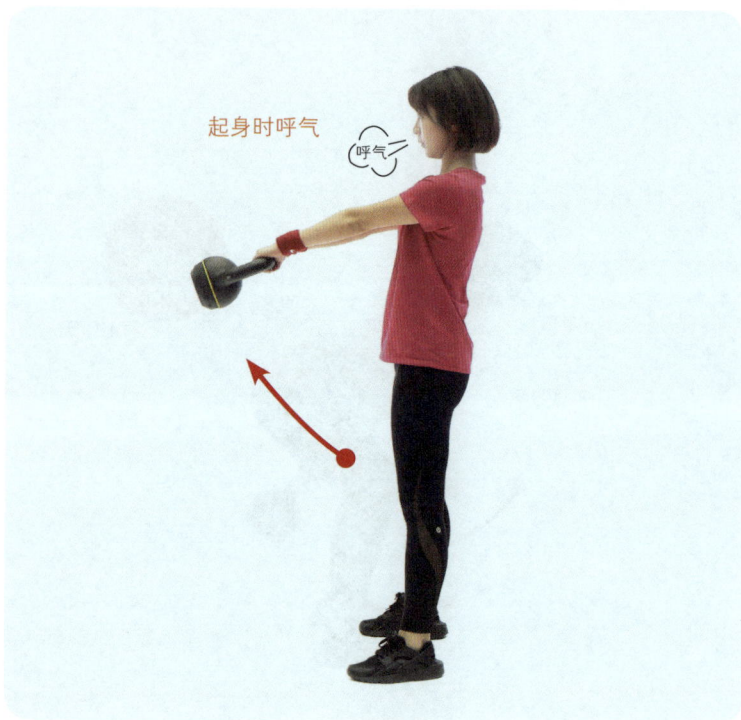

起身时呼气

呼气

╲动作益处分析╱

提升臀肌、股四头肌、核心肌群力量。

1 》 坐姿，背部平直，双腿伸直在身体前方，双臂伸直过头顶。

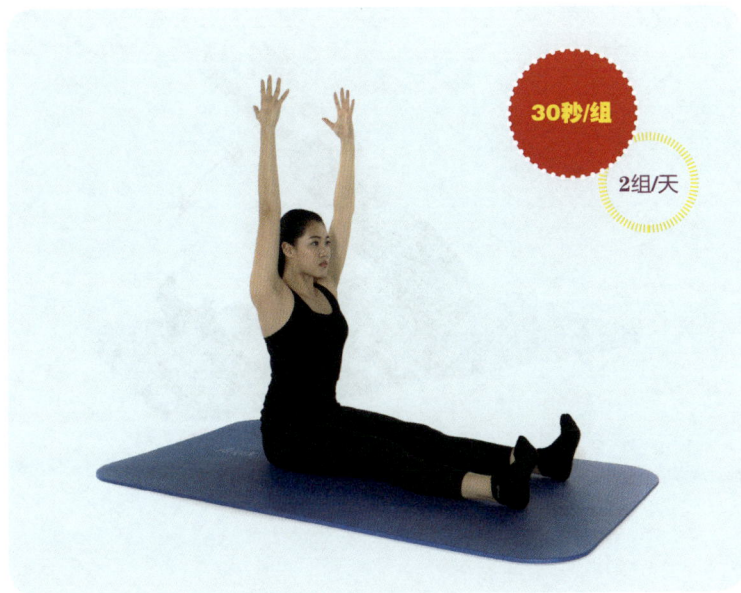

30秒/组

2组/天

注意事项

颈部和肩部放松，双腿保持伸直，背部保持挺直。

2 ≫ 以髋为轴向前俯身，最大限度地靠近双腿，至背部、腰部肌肉有一定程度的牵拉感。保持姿势至规定时间。回到起始姿势。

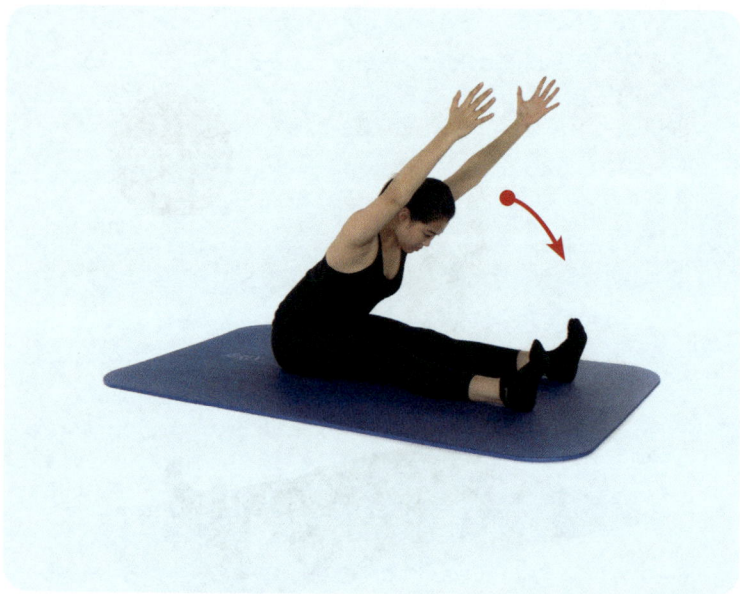

\动作益处分析/

延展背部、腰部肌肉。

缓冲蹲起练习

1 » 双脚平行站立，臀部收紧，挺胸抬头，目视前方，下颌收紧，双臂自然下垂。屈膝屈髋半蹲，双臂屈曲，双手握拳，两拳心相对。

2 » 核心收紧，快速跳起，身体完全伸展，屈膝屈髋缓冲落地。重复动作至规定次数。

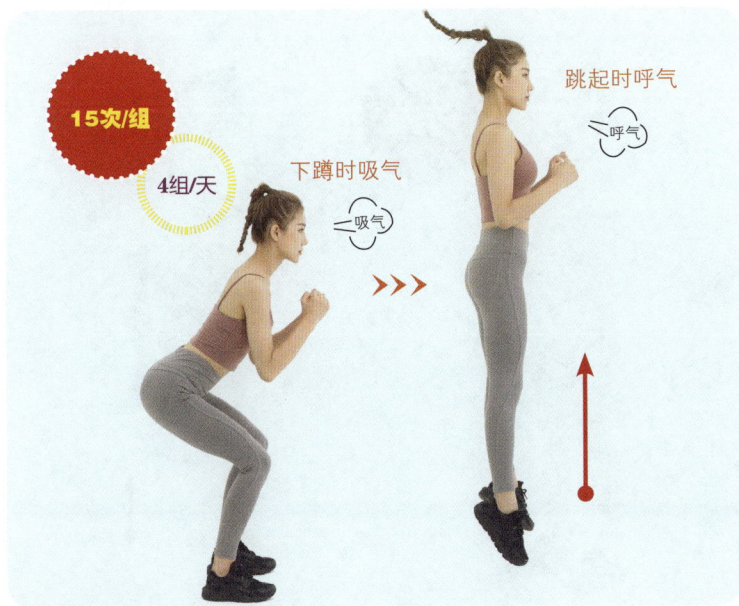

15次/组

4组/天

下蹲时吸气
吸气

跳起时呼气
呼气

注意事项

双脚打开，下肢自然放松支撑，肩背放松，保持核心稳定。下蹲配合吸气，起跳时充分蹬伸，配合呼气。

动作益处分析

激活髋膝力量，促进血液循环。

高抬腿练习

1 ≫ 站姿,双脚距离略宽于肩,脚尖朝前,**臀部收紧**,挺胸抬头,目视前方,**下颌收紧**,双臂自然下垂。

2 ≫ **身体微微前倾**,快速抬起**左腿前摆**,右腿向下蹬地发力,双臂充分向相反方向摆动。左右两侧交替进行,重复动作至规定的时间。

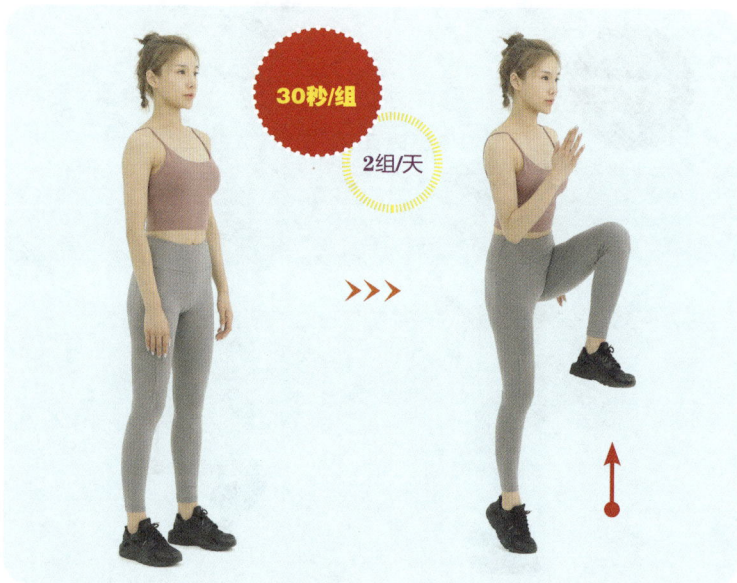

30秒/组

2组/天

注意事项

保持核心稳定,一侧腿提膝抬高,另一侧腿充分蹬伸。随后抬高腿摆动下压,脚掌着地后充分蹬伸,另一侧腿协同抬高,配合摆臂。

动作益处分析

全身有氧练习,促进代谢。

蹲起练习

1 站姿，双脚距离宽于肩，脚尖斜向前，**臀部收紧**，挺胸抬头，目视前方，**下颌收紧**，双臂自然下垂。

2 保持核心收紧，屈膝，屈髋，下蹲至**大腿约与地面平行**。双臂向前伸直，双手掌心相对。动作**停留1~2秒**，回到起始姿势。重复动作至规定次数。

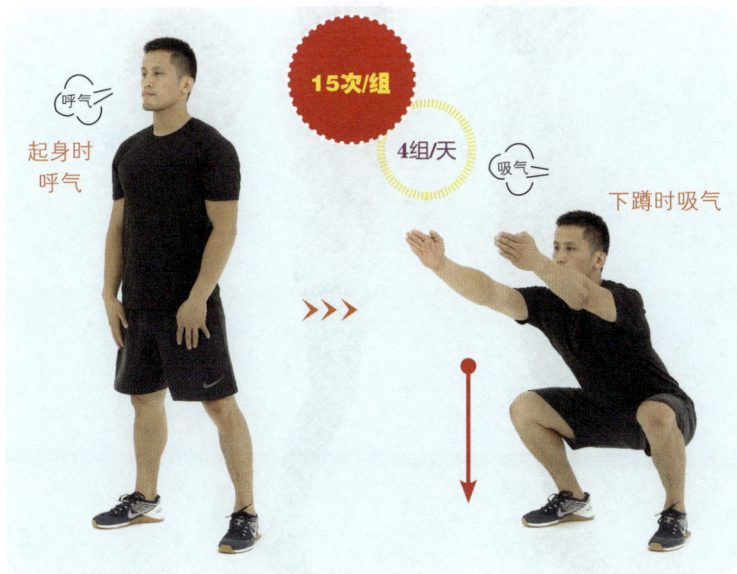

呼气

起身时呼气

15次/组

4组/天

吸气

下蹲时吸气

注意事项

双脚打开，下肢自然放松支撑，肩背放松，保持核心稳定。下蹲至大腿约与地面平行后起立，手臂回落。

动作益处分析

全身有氧练习，促进代谢。

前后跳跃练习

站姿，双手叉腰。核心收紧，双脚前后跳跃至规定次数。

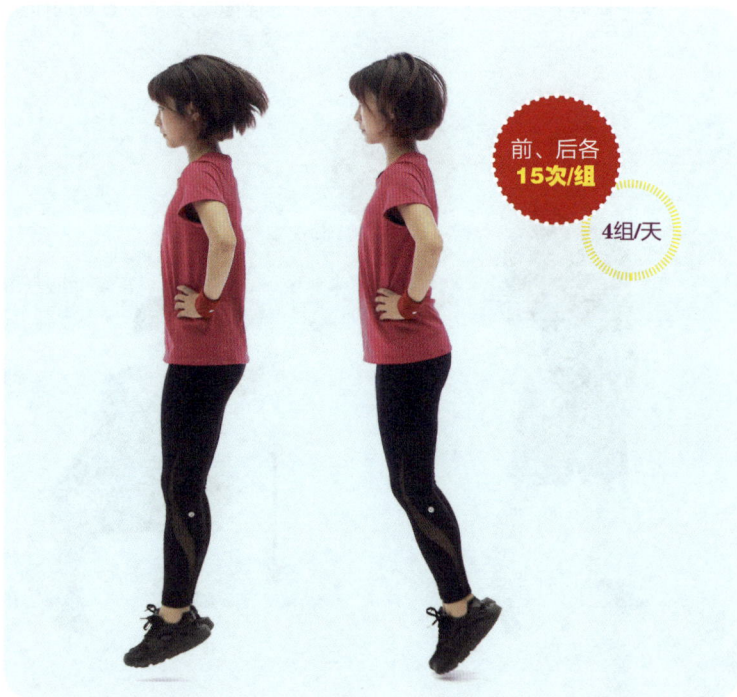

前、后各
15次/组

4组/天

注意事项

全程保持均匀呼吸。

\动作益处分析/

全身有氧练习，促进代谢。

跳绳练习

1 ≫ 站姿，双脚距离与肩同宽，**腰背挺直**，双手在身体两侧，想象双手握跳绳把手。

2 ≫ 身体重心移到一侧腿上，对侧腿膝关节微屈，脚悬空，然后**支撑腿肌肉发力跳起**，在空中时重心快速移动到悬空腿，**悬空腿伸直着地**。此过程中双手持续在身体两侧做跳绳时的画圈运动。重复动作至规定时间。

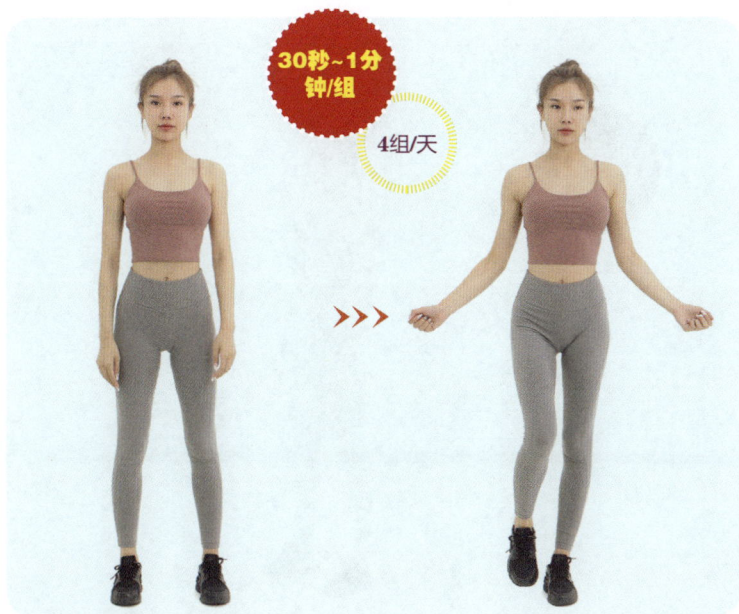

30秒~1分钟/组

4组/天

>>>

注意事项

保持核心控制，微微收下腹，夹臀，膝关节放松，感受整体下肢弹性。

动作益处分析

全身有氧练习，促进代谢。

击掌跳跃练习

1 站姿，双脚距离约同肩宽，臀部收紧，挺胸抬头，目视前方，下颌收紧，双臂自然下垂。

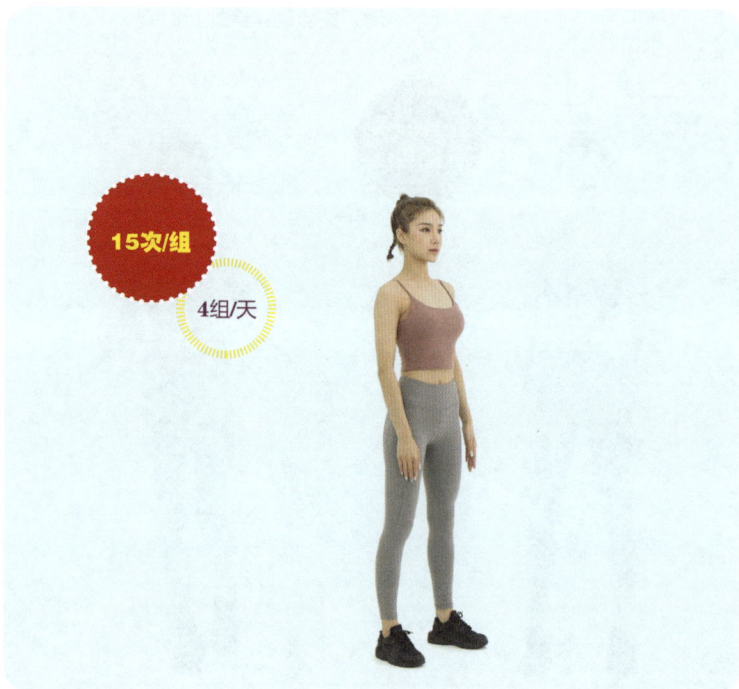

15次/组

4组/天

注意事项

站立位，双脚开合跳配合双手头上击掌，配合呼吸。

2 》 微微屈膝，屈髋，四分之一蹲，快速垂直跳起，手臂迅速上摆至头顶，身体充分伸展。然后落地缓冲，脚尖先着地迅速过渡到全脚掌，屈膝、屈髋缓冲，准备再次起跳。重复动作至规定次数。

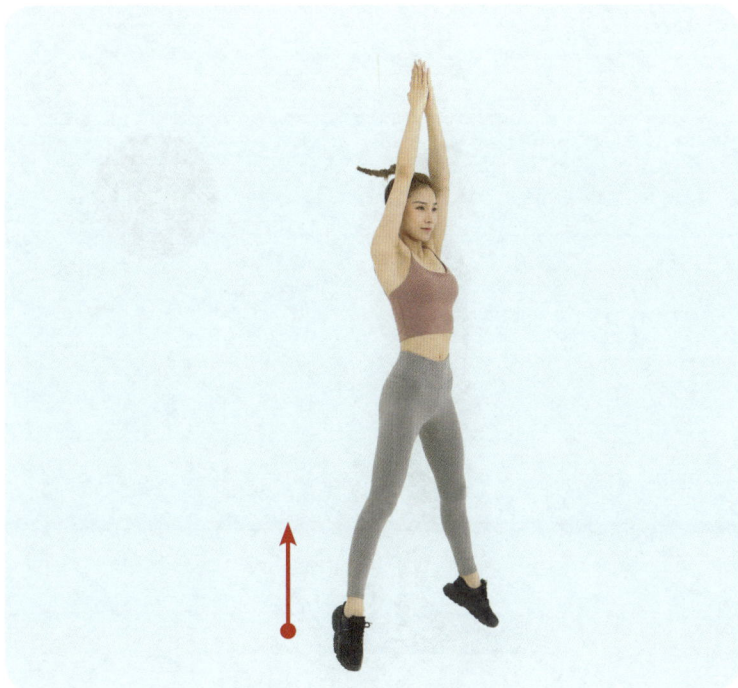

╲动作益处分析╱

全身有氧练习，促进代谢。

波比跳

1 站姿，双脚距离约同肩宽，身体挺直。

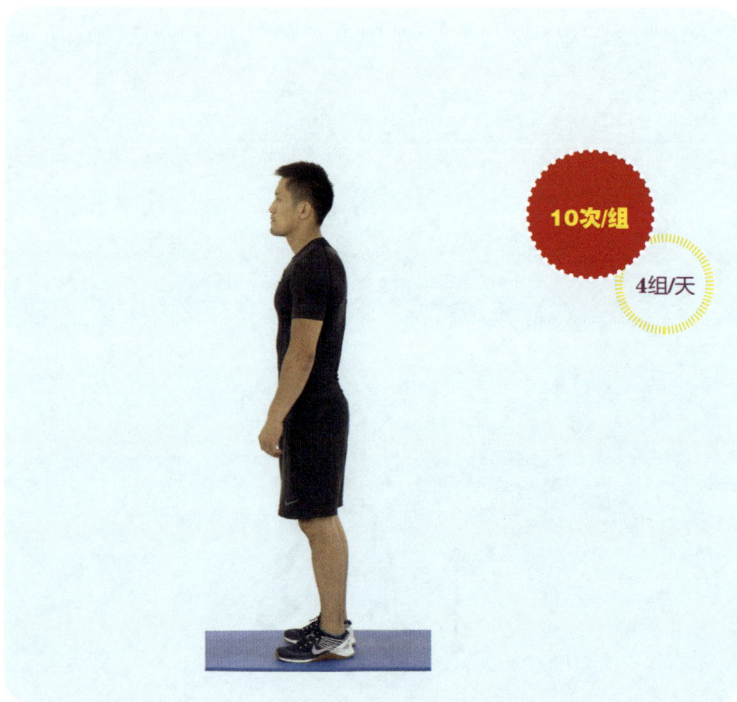

10次/组

4组/天

注意事项

全程保持均匀呼吸。

2 » 下蹲，双臂支撑，接着伸膝、伸髋，呈俯卧撑姿势。然后手臂发力撑起身体，屈膝，屈髋，双脚支撑于地面；双脚发力向上跳起，最后回到起始姿势。重复动作至规定次数。

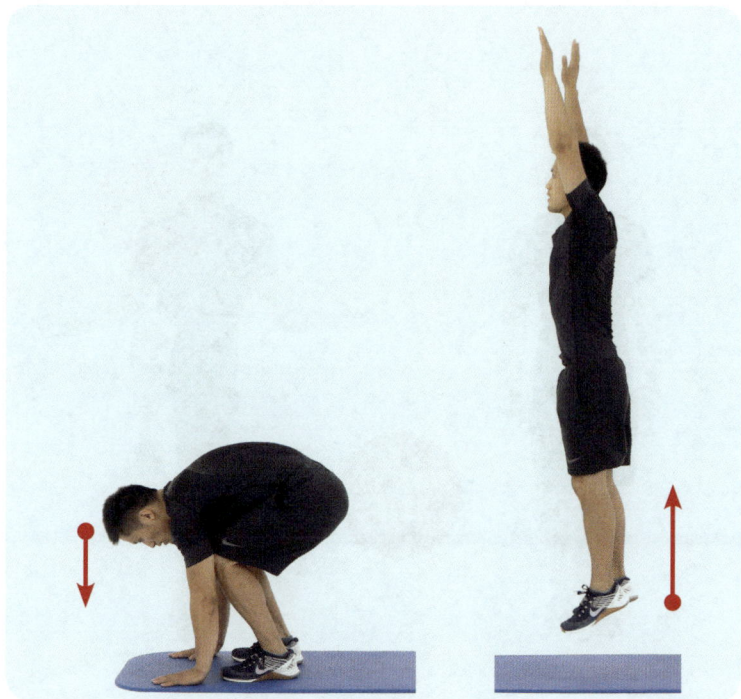

\动作益处分析/

促进代谢。

高抬腿跳绳练习

1 》 站姿，双脚距离约同肩宽。臀部收紧，挺胸抬头，目视前方，下颌收紧，双臂自然下垂。

2 》 身体微微前倾，快速高抬左腿，同时右腿蹬地发力，随后交换为快速高抬右腿，同时左腿蹬地发力。双臂在身体两侧同时模拟摇绳。

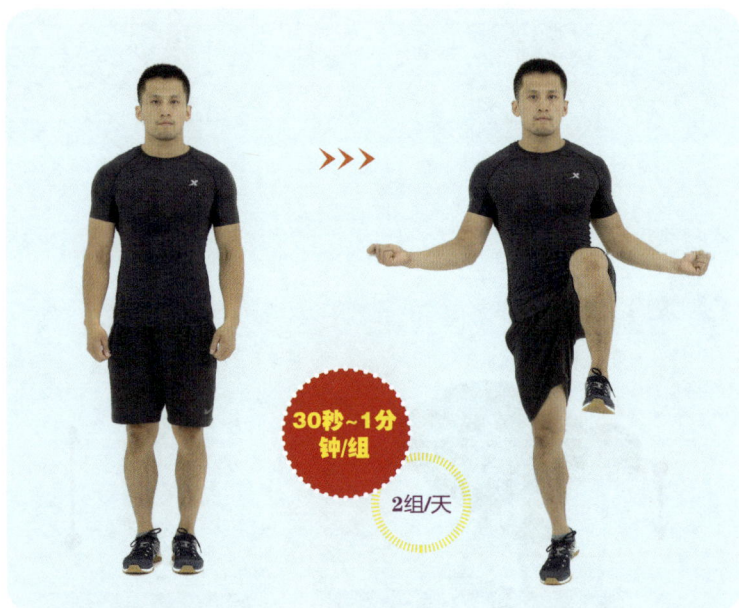

30秒~1分钟/组

2组/天

注意事项

保持核心控制，微微收下腹，夹臀，膝关节放松，感受整体下肢弹性。

动作益处分析

全身有氧练习，促进代谢。

最伟大拉伸

1 ≫ 双脚并拢站立，背部平直，腹部收紧，双臂自然垂于身体两侧。右脚向前跨步成弓步，俯身，左手撑地，右臂屈肘。

2 ≫ 右臂向右、向上打开，眼睛看向指尖，两臂呈一直线。然后右臂收回，撑地于右脚外侧。双腿蹬地起身，回到双脚并拢站立的起始姿势。重复至规定次数，换另一侧做同样动作。

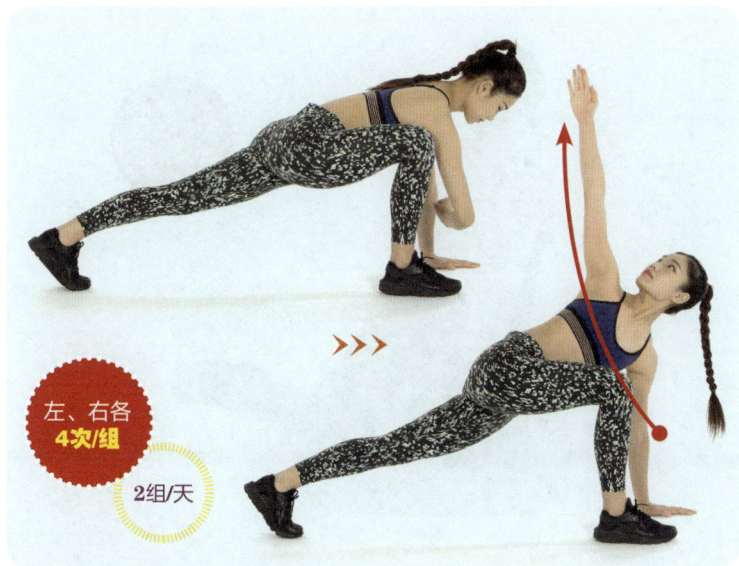

左、右各
4次/组

2组/天

注意事项

前后弓步时，保持胸廓骨盆良好对位，核心稳定，躯干向前腿一侧旋转带动手臂打开，感受前腿、臀部及腰腹背部牵拉感。

动作益处分析

拉伸腰背部、臀部肌肉。

坐姿 90°-90° 躯干旋转拉伸

1 坐姿，右腿外旋并向右屈髋、屈膝90度，左腿内旋并向左屈髋、屈膝90度，躯干挺直并后倾，右臂于体后伸直支撑，左臂垂放于体前。

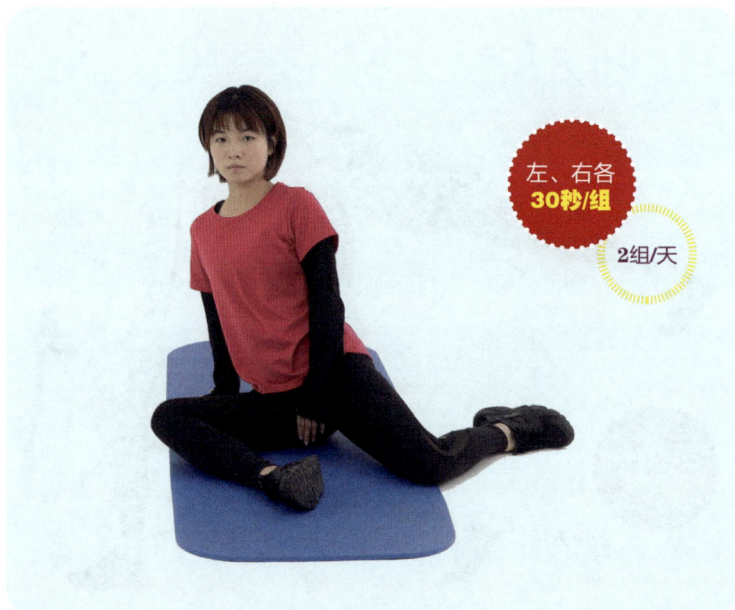

左、右各
30秒/组

2组/天

注意事项

躯干旋转速度不宜过快，感受腰背部及臀部牵拉感。

2 ≫ 保持右臂伸直，躯干向右旋转至最大限度，左手随之向右后方移动至右手旁，保持姿势至规定时间。回到起始姿势，换另一侧做同样动作。

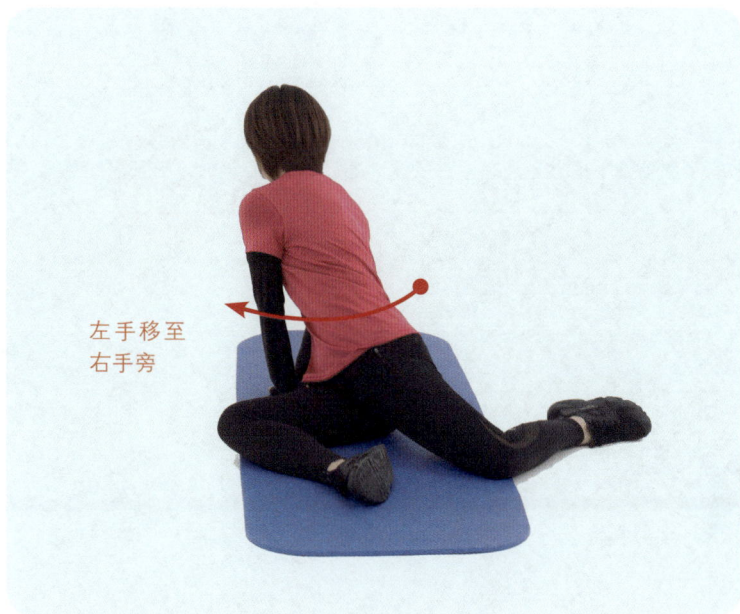

左手移至
右手旁

╲动作益处分析╱

拉伸臀肌、屈髋肌群以及核心肌群，促进代谢。

第7章

运动方案

针对驾驶员容易出现的多种身体健康问题，本章给出一系列相应的运动方案。每个方案包含数个与健康主题相关的动作，并给出动作的次数、组数、时间等以供参考。驾驶员可借鉴这些方案来进行健身。

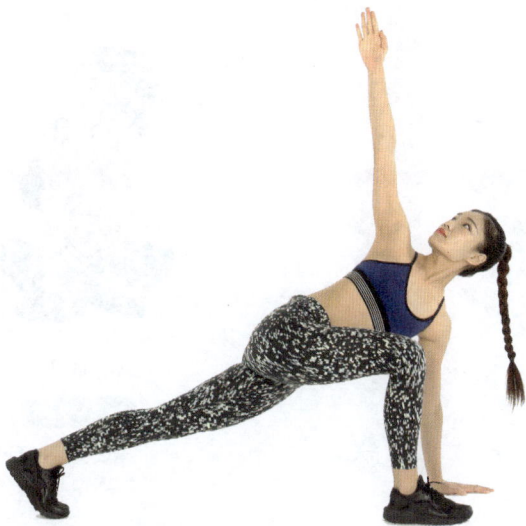

等待加油时，做颈部肌肉拉伸

肩胛提肌训练

→ P70

每组：左、右各30秒
每天：4组

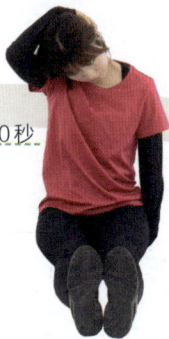

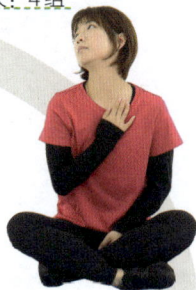

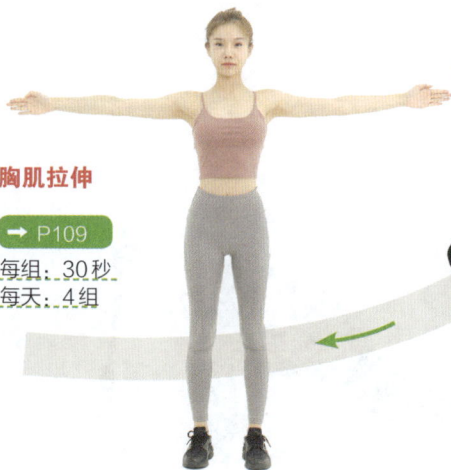

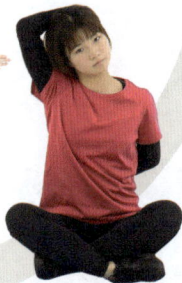

胸锁乳突肌拉伸

→ P71

每组：左、右各30秒
每天：4组

斜方肌训练

→ P72

每组：左、右各30秒
每天：4组

胸肌拉伸

→ P109

每组：30秒
每天：4组

到达目的地或服务区，下车拉伸腰背部肌肉

弓步内收肌群拉伸

➡ P152

每组：左、右各30秒
每天：2组

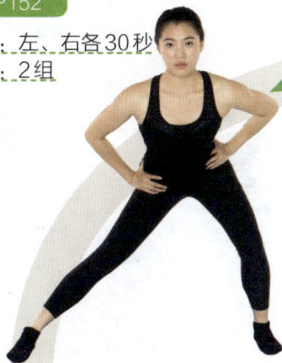

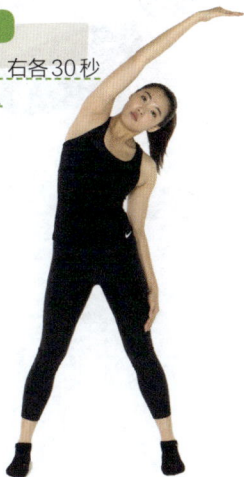

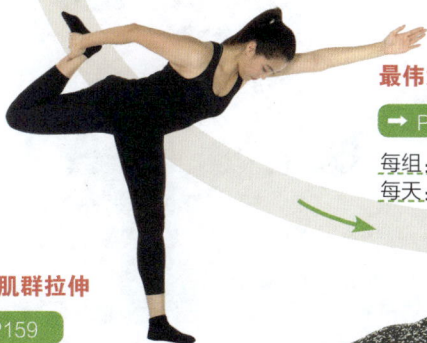

站立躯干屈肌拉伸

➡ P128

每组：左、右各30秒
每天：2组

最伟大拉伸

➡ P175

每组：左、右各4次
每天：2组

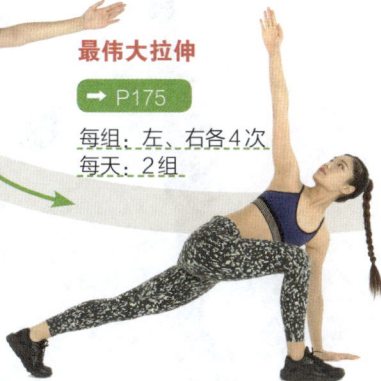

屈髋肌群拉伸

➡ P159

每组：左、右各30秒
每天：2组

第7章 运动方案

下班后给自己安排提升肩臂肌肉力量的练习

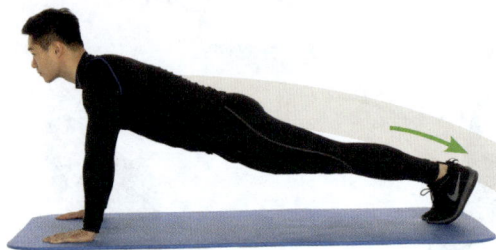

站立位划船

➡ P110

每组：15次
每天：4组

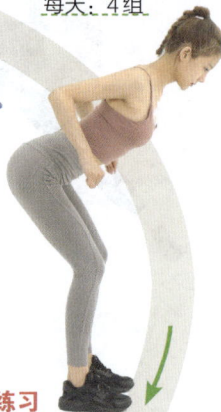

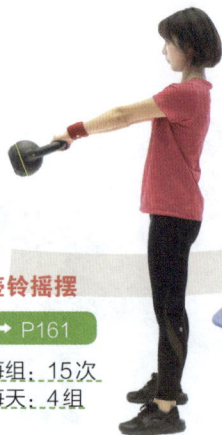

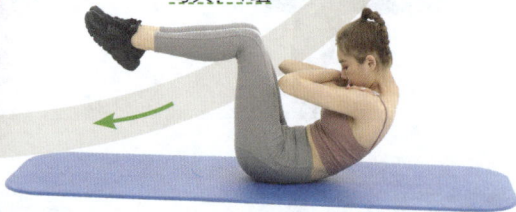

俯卧撑练习

➡ P82

每组：15次
每天：4组

屈膝卷腹练习

➡ P130

每组：15次
每天：4组

壶铃摇摆

➡ P161

每组：15次
每天：4组

坐姿90°–90°躯干旋转拉伸

➡ P176

每组：左、右各30秒
每天：2组

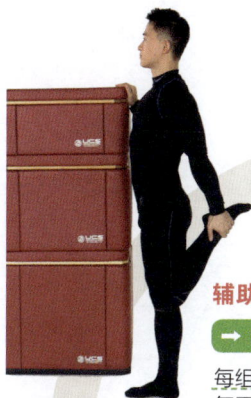

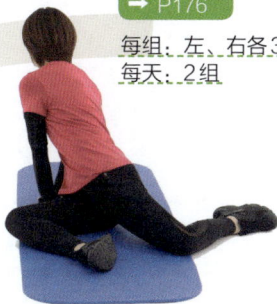

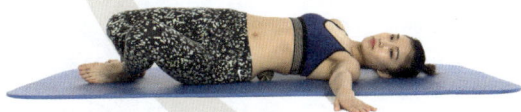

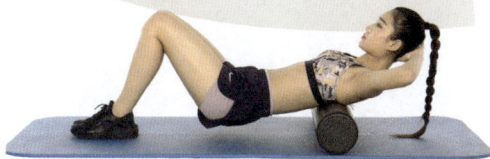

辅助屈髋肌群拉伸

➡ P135

每组：左、右各30秒
每天：2组

背部肌群放松

➡ P100

每组：30秒
每天：2组

腰方肌放松

➡ P111

每组：左、右各30秒
每天：2组